SCHMERZ*frei* *laufen*

EMANUEL BOHLANDER

SCHMERZ frei laufen

MIT GESUNDEN FÜSSEN
ENTSPANNT UNTERWEGS

KNEIPP
VERLAG WIEN

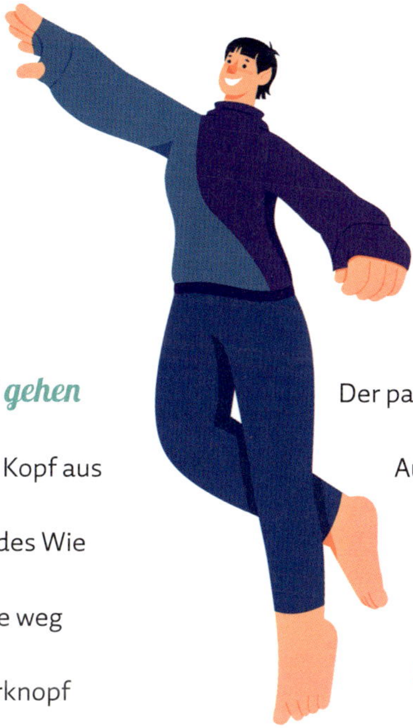

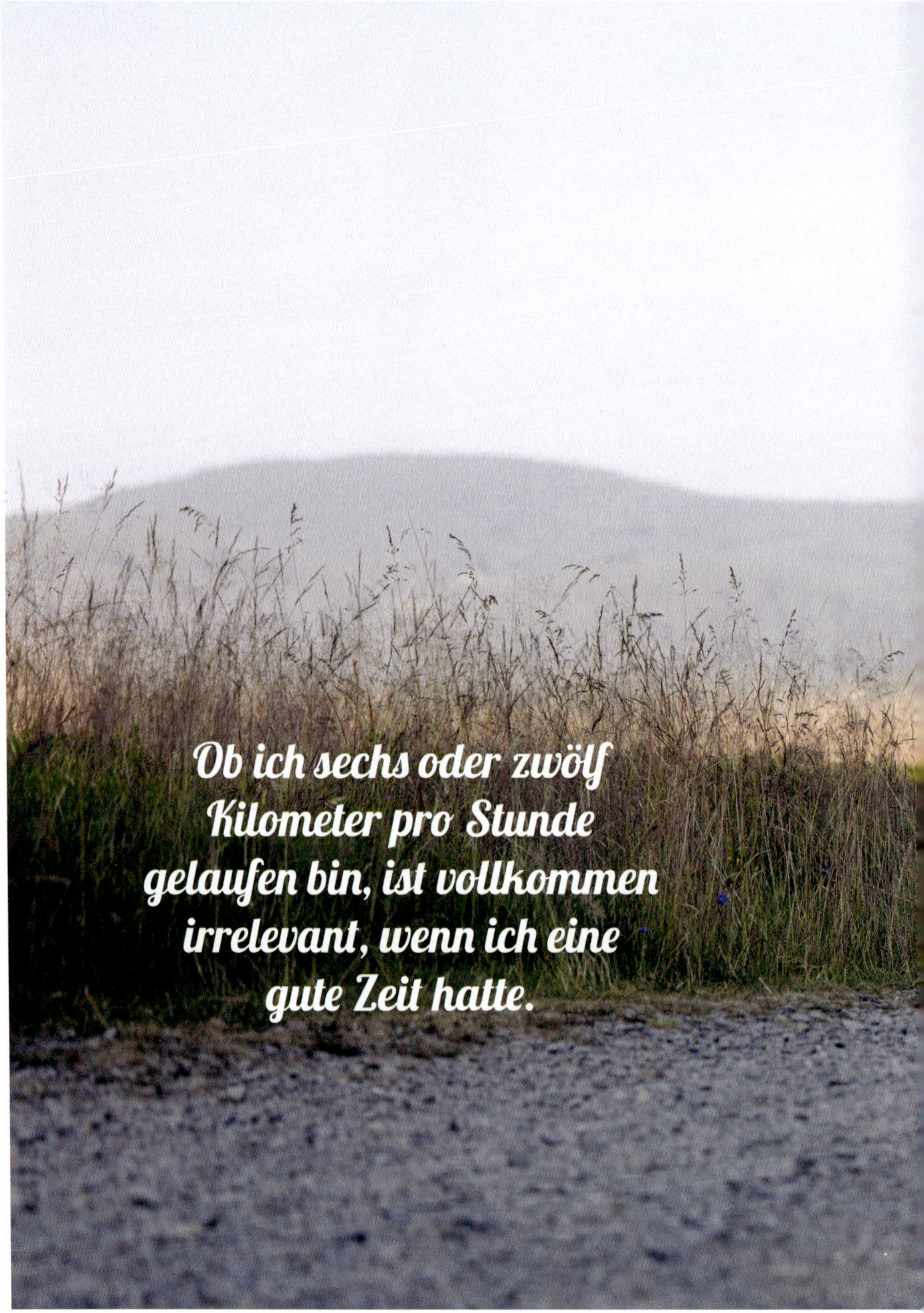
Ob ich sechs oder zwölf
Kilometer pro Stunde
gelaufen bin, ist vollkommen
irrelevant, wenn ich eine
gute Zeit hatte.

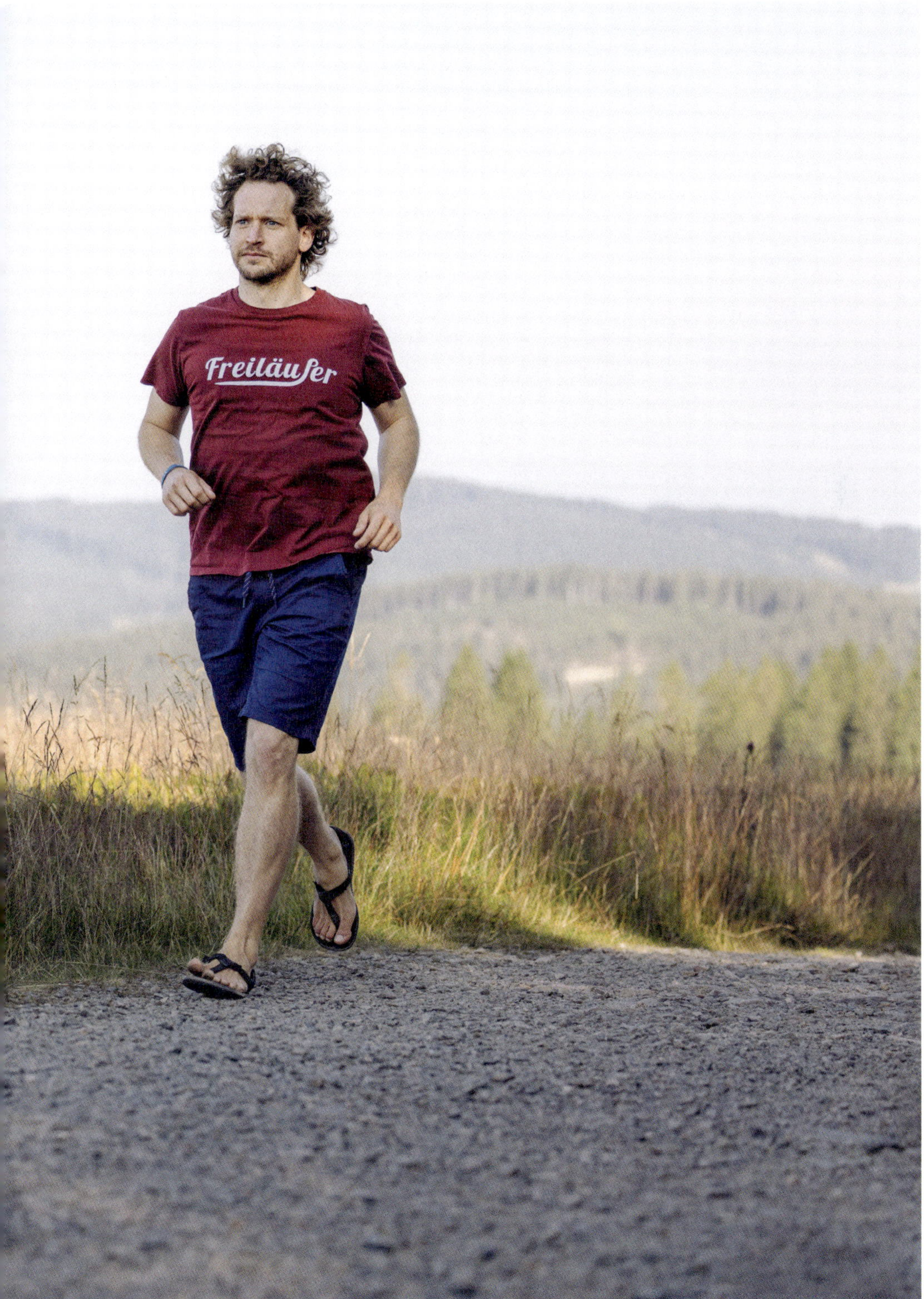
Freiläufer

Vor dem Start

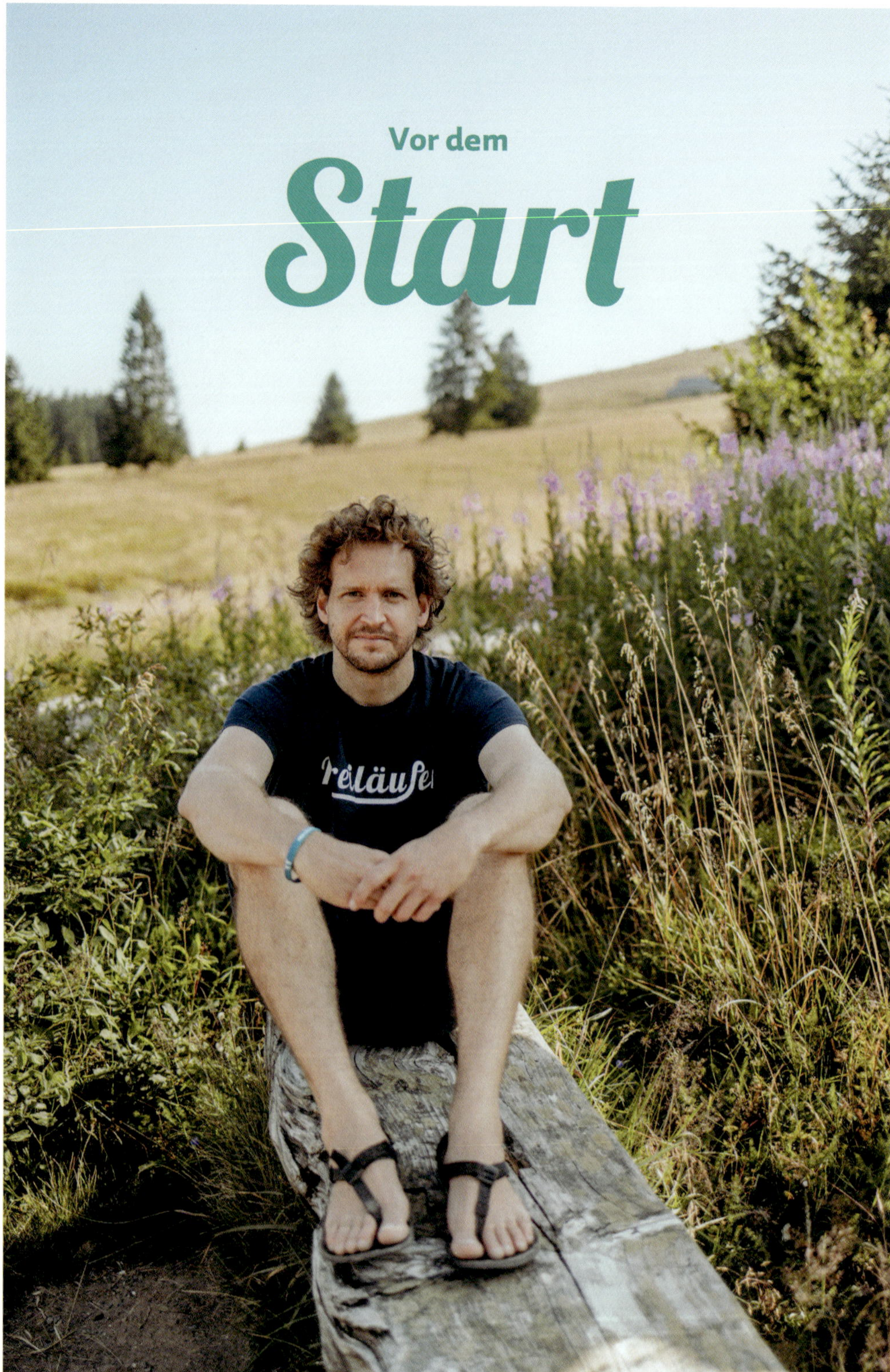

Hi, ich bin Emanuel. Ich bin 174 cm groß, Tendenz fallend. Ich wiege meist so zwischen 70 und 80 kg, Tendenz eher steigend. Mein Beruf? Ich bin seit 15 Jahren professioneller Laufanfänger. Ich erzähle auf YouTube von meinen Erfahrungen und lade in Seminaren dazu ein, Sport und Gesundheit neu zu begegnen. Ich kann auf einige beeindruckende Erfolge in Sport und Beruf zurückblicken. Medaillen von offiziellen Laufevents: keine, sonstige Sporturkunden: 1992 Siegerurkunde der Gemeinschaftsgrundschule Schermbeck. Zertifikate aus Fortbildungen: keines, Diplom der Ton- und Bildtechnik: eines. Längste bisher zurückgelegte Laufstrecke: Keine Ahnung, aber es waren zwei wunderschöne Tage. Bisher gegangene Jakobswege: einer.

Ohne Witz, für mich stellt diese Chronik tatsächlich einen Erfolg dar. Denn die Frage ist, wie man Erfolg misst. Für mich hatte Erfolg nie mit Bestätigung von anderen oder mit dem Erreichen vorgegebener Standards zu tun. Ich hatte Freude an Bewegung. Aber sobald ich mich mit anderen messen oder fixe Ziele erreichen sollte, verlor ich das Interesse. Daher ist meine Ruhmeswand bis heute leer.

So, jetzt aber zu dir. Denn in diesem Buch soll es um dich gehen. Ich habe es geschrieben, um dir die Freilauf-Methode nahezubringen. Mit dieser Methode wirst du dein eigener Coach: Sie bietet dir viele Übungen, Anleitungen und Anregungen, sozusagen ein volles Probiersortiment ohne Kaufzwang. Du entscheidest, was du ausprobierst. Du darfst die Ware gerne auspacken, daran riechen, sie ausprobieren, reinbeißen, nur das leckerste Stückchen abbrechen, es nach deinem Geschmack verändern und auch alles wieder zurück ins Regal legen.

Die Freilauf-Methode ist ein offenes Konzept. Zentrales Ziel ist eine neue, individuelle Körperwahrnehmung als Schlüssel zu unbeschwerter Bewegung. Und dank der Befreiung von Konventionen aus der Sport- und Gesundheitswelt kann die Freilauf-Methode auch generell zu mehr Freude im Leben führen.

Ich wünsche dir freudvolles Gehen, Laufen und Leben!

Dein Emanuel

In Klammern gesetzte Ziffern im Fließtext verweisen auf die auf S. 142 aufgeführten Quellen.

Wie ich zum Freiläufer wurde

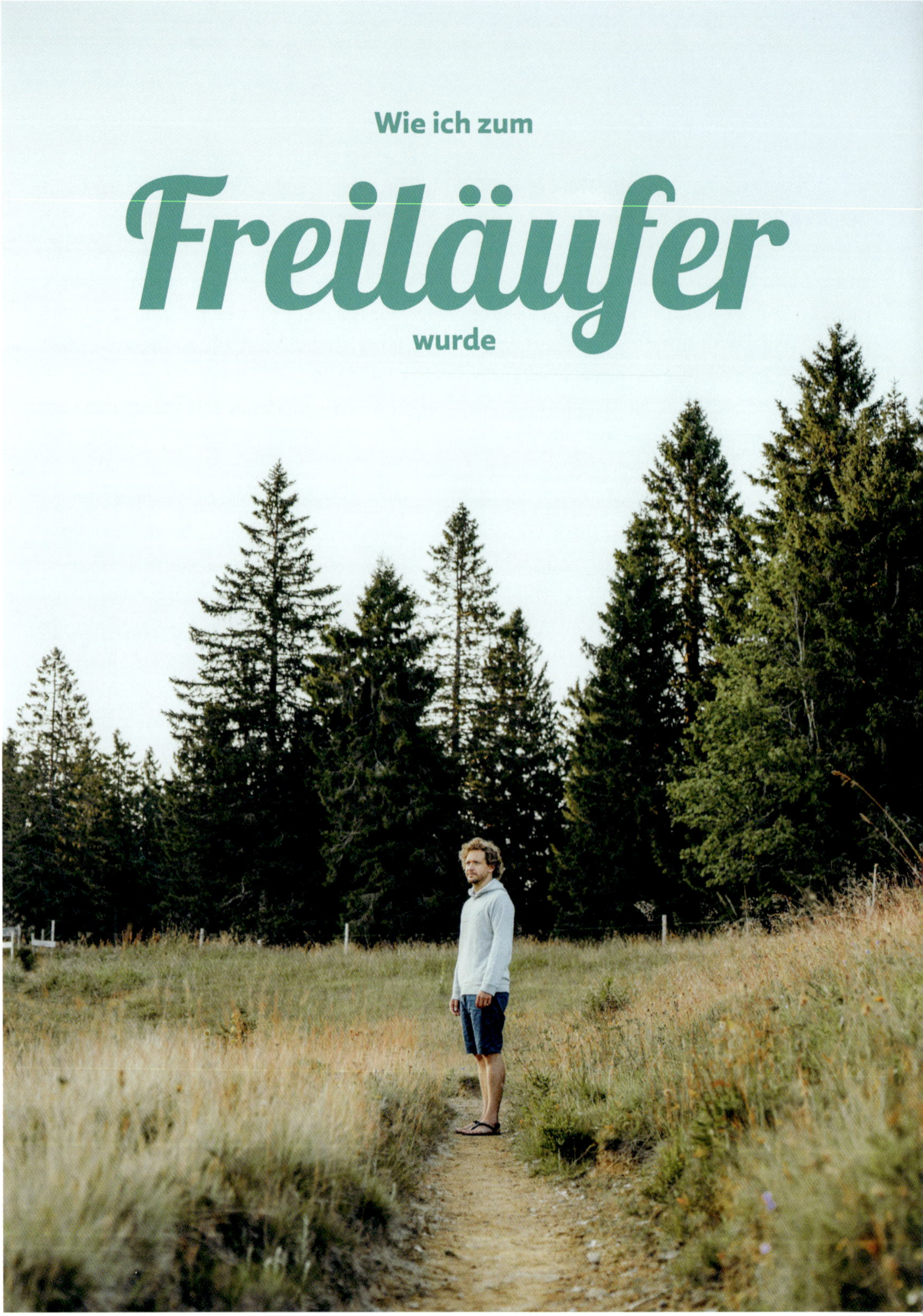

MEINE GESCHICHTE

Im Jahr 2010, ich war damals Ende 20, bekam ich beim Laufen im rechten Knie starke Beschwerden. Ich probierte alle möglichen Mittel dagegen, Einlagen, Laufanalysen mit anschließenden Übungen zur Stärkung der zu schwachen Muskulatur und stützende Laufschuhe. All das hat mir nicht geholfen. Im Gegenteil, meistens wurden meine Probleme noch schlimmer. Mit dem Buch „Born to run“ von Christopher McDougal kam dann eine ganz neue Idee in mein Leben: Weg mit den unterstützenden Schuhen und Hilfsmitteln. Entfessle deine Füße und dein Körper wird wieder in gesunde und beschwerdefreie Bewegung finden.

Diese einfache Idee klang für mich sehr logisch. Schließlich läuft der Mensch seit einigen Millionen Jahren, und das ohne unterstützendes Schuhwerk. Ich hatte das Buch noch nicht ganz zu Ende gelesen, da startete ich schon meinen ersten Testlauf. Bis heute habe ich diesen ersten Versuch, den ich am Düsseldorfer Rheinufer in meinen nagelneuen Zehenschuhen unternahm, als den schönsten und vor allem befreitesten Lauf meines Lebens in Erinnerung. Ich flog, frei wie ein Vogel. Ich bekam eine Gänsehaut, während ich lief. Es fühlte sich auf einmal alles so richtig und stimmig an. Und dann ... ratsch! Nach ungefähr einem Kilometer fand dieser Flug schlagartig ein Ende. Ein nie zuvor gekannter Schmerz schoss in meine rechte Wade. Wie sich herausstellte, konnte sie diesem Flug nichts entgegensetzen und riss. Es sollte

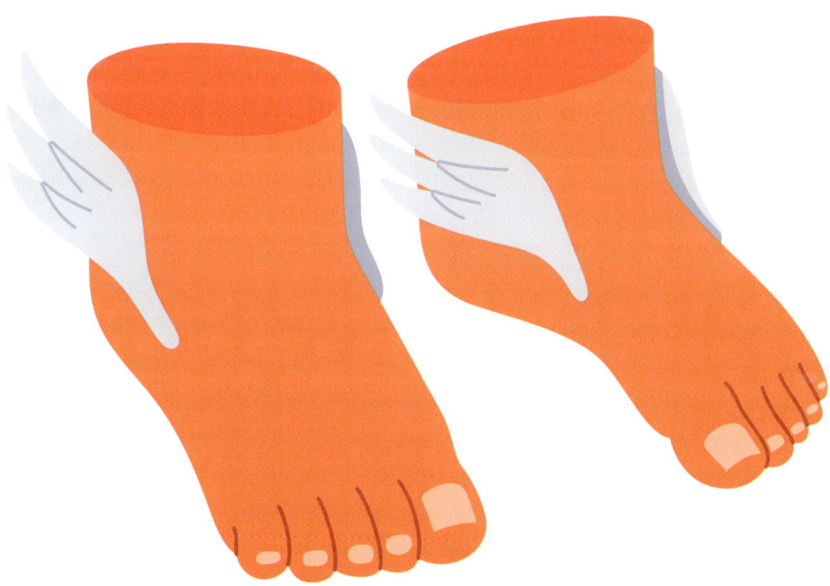

nicht die einzige Verletzung bleiben. Innerhalb eines knappen Jahres zog ich mir bei meinen Versuchen des natürlichen Laufens fünf Muskelfaserrisse, mehrere Zerrungen und sogar eine Mittelfußfraktur zu.

Dieser eine Kilometer war das großartigste Bewegungsgefühl gewesen, das ich in meinem bisherigen Leben gespürt hatte. Ich hatte quasi das gelobte Land kurz gesehen. Deshalb gab es kein Zurück mehr. Um überhaupt wieder laufen zu können, probierte ich auch meine alten gedämpften Laufschuhe wieder aus. Doch nach dieser Laufoffenbarung fühlte sich das an, als würde ich auf Marshmallows laufen. Ein bisschen wie ein Versuch, in dicken Winterhandschuhen eine Pistazie zu öffnen.

MEIN JAKOBSWEG

Ich probierte wirklich alles aus, um irgendwie wieder laufen zu können. Ganz barfuß, Laufsandalen, Joggingschuhe mit abgeschnittener Sohle (der Tod meines elektrischen Küchenmessers), Minimalschuhe, Faszienrollen, Dehn- und Kräftigungsübungen. Alles ohne Erfolg. Den letzten Faserriss bescherte mir der Aufstieg in ein kleines Bergdorf auf dem Jakobsweg. Er zwang mich dazu, mein bis dahin ambitioniertes Pilger-Tempo massiv zu verringern. Nach drei Tagen Zwangspause starte ich ganz vorsichtig und legte ab sofort statt 40 nur noch drei bis vier Kilometer pro Tag zurück. Ich kam schließlich fünf Wochen später in Santiago de Compostela an.

Man sagt, auf dem Jakobsweg bekommt man, was man braucht. Für mich hieß das wohl damals: Tempo raus, Antrieb raus und auf den eigenen Weg vertrauen. So habe ich auf dem Jakobsweg eine für mich neue Form des Gehens entdeckt: gehen ohne Absicht. Sicher wollte ich ankommen, aber es wurde vollkommen egal, wo das sein würde und wie viele Kilometer ich pro Tag zurücklegte. Nach ein paar Tagen wusste ich abends nicht, wie viele Kilometer ich am Tag gegangen war. Und es war auch nicht mehr wichtig. Denn auf dem Weg habe ich dadurch so viel mehr erlebt als vorher. Ankommen war nicht mehr wichtig.

Genussvoll und im Jetzt unterwegs sein wurde zu meinem täglichen Erfolg.

Wieder zu Hause in Düsseldorf angekommen, entschied ich mich für eine strikte Laufpause. Und statt weiter nach dem richtigen Laufschuh oder Training zu suchen, begann ich mich mit meinen Füßen zu beschäftigen. Die hatte ich bei all den Problemen bisher ganz außer Acht gelassen – obwohl sie es waren, die die bisherige Funktion meiner Laufschuhe übernehmen sollten. Ich verbannte meine Schuhe und lief fortan barfuß, in einfachen Huarache-Sandalen und bei Kälte in breiten und flachen Barfußschuhen. Zudem begann ich mich mit den Füßen von Menschen zu beschäftigen, die ihr Leben ohne Schuhe verbringen. Mit ihrer Fußform und Fußfunktion als Vorlage entwickelte ich Übungen, mit denen ich meine Füße trainierte.

Nach ein paar Monaten wagte ich meine ersten vorsichtigen Laufversuche. Sofort spürte ich, dass ich auf ein ganz anderes Fundament zurückgreifen konnte. Meine Füße hatten wesentlich mehr Kraft und Flexibilität, fühlten sich solide und sicher an. Ich nahm aber auch wahr, dass die Belastung auf meinen Füßen viel zu hoch war. Also passte ich meinen Laufstil Stück für Stück an. Ich warf alles, was ich bis dato in klassischen Laufbüchern, in Videos und von den vielen Laufpäpsten gehört und gesehen hatte, über Bord. Nach dem Jakobsweg und der Barfuß-Erfahrung war mir klar, dass die Lösung für mich nicht in den leistungsgetriebenen Ideen der Sportwelt zu finden sein würde. Ich suchte daher nicht nach einem Laufstil, der effizient und schnell ist, sondern nach einem Laufstil, der leicht, unverkrampft und schön ist. Dafür probierte ich in alle Richtungen hin aus, unbeeindruckt davon, ob „man" etwas so macht oder nicht. Ich entwickelte durch die Entfesselung meiner Füße einen Laufstil, der sich bis heute genauso befreit anfühlt wie die ersten 1.000 Meter damals am Rhein.

Ein paar meiner Bekannten bekundeten zunehmend Interesse an dem, was ich da tat. Eine Freundin mit schmerzenden Füßen und ein Freund, der beim Joggen regelmäßig Rückenbeschwerden bekam. Beide kamen erstaunlich gut mit diesem Training und Laufstil zurecht. Und da ich immer schon gerne eigene Projekte realisiert habe, meldete ich ein paar Wochen später mein Gewerbe als Barfußtrainer an. Okay, mit der Dame vom Amt einigte ich mich auf den Eintrag als „Laufschule".

Ich lernte unglaublich viele Menschen kennen. Ein paar von ihnen blieben, wurden Freundinnen und Freunde und mein Team. Wir probierten ständig neue Übungen aus und führten unendlich viele Gespräche mit den Teilnehmerinnen und Teilnehmern unserer Workshops und Seminare. Was sich bewährte, blieb. Was sich nicht bewährte, wurde aussortiert. So kristallisierte sich allmählich eine Arbeits- und Denkweise heraus, der wir den Namen „Freilauf-Methode" gaben.

WAS HAT YOGA, WAS ICH NICHT HABE?

Vor ein paar Jahren war ich mit einer befreundeten Yogalehrerin auf einer Party. Es war der runde Geburtstag eines Kommilitonen, sein riesiger Freundeskreis füllte die komplette WG. Wir kannten nur wenige Gäste. Im Gegensatz zu mir war meine Freundin äußerst kontaktfreudig, um es zurückhaltend zu formulieren. Wir lernten im Laufe des Abends ausnahmslos alle Gäste kennen. Unzählige Male stellten wir uns vor und es dauerte nie lange, bis die obligatorische Frage kam: „Und was macht ihr so?“ Bei der Antwort meiner Begleiterin zeigten sich die meisten Gäste äußerst interessiert, es fielen Sätze wie „Ach, das würde ich auch gerne wieder machen“ oder „Wie schön, das erfüllt dich sicher“. Ich hingegen erntete überwiegend Antworten wie „Oh interessant, aber Laufen ist irgendwie so gar nichts für mich“.

Diesen oder ähnliche Sätze höre ich oft. Als ob sich mein Gegenüber einem Vorwurf ausgesetzt fühlt und meint, sich entschuldigen zu müssen. Dieser Abend führte mir deutlich vor Augen, dass der Großteil der Menschen mit Yoga etwas ganz anderes verbindet als mit Laufen. Yoga strahlt eine positive, anziehende Wirkung aus, während Laufen oft abstoßend wirkt. Ich bekam sogar das Gefühl, in meiner Funktion als Lauftrainer Unbehagen oder sogar Angst bei manchem Gast auszulösen. Obwohl ich die Reaktionen auf meinen Job schon kannte, war die klare Gegenüberstellung an diesem Abend gleichermaßen irritierend wie faszinierend. Ich beschloss, mich von nun an nicht mehr so einfach abspeisen zu lassen. In ähnlichen Situationen begann ich, höflich nachzufragen, was so abstoßend am Laufen sei. Die Erkenntnis aus den Antworten, die ich bekam, kann ich mittlerweile auf ein Wort bringen: Sport.

WIR MÜSSEN WIEDER LAUFEN LERNEN

Vielleicht denkst du dir jetzt: „Lass doch die Leute in Frieden und erkenne einfach an, dass Laufen nicht jedermanns Sache ist.“ Keine Sorge: Nichts liegt mir ferner, als Menschen missionieren zu wollen. Ich fragte aus reinem Interesse nach, weil ich wissen wollte, was Menschen davon abhält, zu laufen. Das finde ich deswegen so spannend, weil Laufen eine in uns Menschen veranlagte Bewegung ist, die wir nach anderen ontogenetischen Entwicklungsstufen wie Krabbeln, Stehen und Gehen instinktiv erlernen. Kinder rennen mit Stolz und Herzensfreude über den Spielplatz. Einfach nur so. Einfach um des Rennens willen.

Laufen ist eine der drei natürlichen Grundgangarten des Menschen.

Neben Gehen und Sprinten (Rennen) ist das ausdauernde Laufen (man könnte auch Traben oder Joggen sagen) eine der Optionen, die wir wählen können, um uns ohne Hilfsmittel auf der Erde fortzubewegen. Manche nehmen auch noch das Schleichen und Kriechen mit in diese Kategorie (mehr zu den verschiedenen Gangarten findest du auf S. 74). Aber das ist am Ende Auslegungssache. Statt „Sorry, aber laufen ist nichts für mich" könnte man also genauso gut sagen „Sorry, aber gehen ist nichts für mich. Gehen ist einfach nicht so mein Ding."

Die Sache ist nur die: Laufen ist für uns keine Notwendigkeit mehr. Wir müssen nicht mehr laufen, um unser Essen zu jagen, und äußerst selten rennen, um vor einer Gefahr zu flüchten. Dafür bin ich sehr dankbar. Doch es hat dazu geführt, dass wir das Laufen regelrecht unterdrücken. Um zu verstehen, was ich meine, setze dich an einem Montagmorgen einfach mal an einen Bahnhofseingang deiner Wahl. Du wirst feststellen, dass die meisten Menschen, die es offensichtlich äußerst eilig haben, bis an ihre Schmerzgrenze gehen. Und zwar wortwörtlich. Sie gehen, so schnell es ihr Körper unter der hohen Belastung gerade noch zulässt. In derselben Geschwindigkeit locker zu traben, wäre viel entspannter und weniger belastend. In der Öffentlichkeit ohne die Insignien des Laufsports wie Schuhe, Kleidung und Pulsuhr zu laufen, trauen sich die wenigsten. Nicht einmal die paar Meter zum Gleis zu „jöggeln".

Als ich damals zum ersten Mal mit meinen Barfußschuhen loslief, hatte ich ein Gefühl der vollkommenen Freiheit. Der Druck war weg. Der Druck, etwas erreichen zu müssen. Und immer wenn ich heute mit Menschen über meinen Beruf spreche, verspüre ich auch bei ihnen einen gewissen Druck.

In unseren Barfuß-Beginnerkurs, in dem es vor allem um gesunde Füße und schonendes Gehen im Alltag ging, kamen in den vergangenen Jahren viele Menschen, insbesondere Frauen, die der festen Überzeugung waren, dass laufen nichts für sie sei.

Ich hatte oft das Gefühl, dass sie das während der Vorstellungsrunde in aller Deutlichkeit klarstellen mussten. Nicht, dass ich noch auf die Idee käme, sie vom Laufen überzeugen zu wollen. Sie erklärten, sie machten lieber Yoga, Pilates und Nordic Walking. Das sei besser für die Gelenke. Am Ende der Workshops jedoch sagten ca. 80 % von ihnen, dass sie sich nach diesem Tag bei uns nun doch vorstellen könnten, dem Laufen, so wie wir es praktizieren, eine Chance zu geben. Sie haben bei uns erlebt, dass Barfußtraining, Barfußgehen und Barfußlaufen vor allem eins kann: den Druck rausnehmen.

Versucht man, das Barfußlaufen in das alte System des Leistungsgedankens, des Drucks und des pathologisierenden Denkens bei körperlichen Beschwerden zu transferieren, wird man in der Regel scheitern. So wie ich damals.

DAS PROBLEM MIT DEM SPORT

Was meine ich damit, wenn ich sage, dass ich das Unbehagen der Menschen am Laufen mit dem einen Wort „Sport" zusammenfassen kann? Laufen kommt in unserer Gesellschaft bei Erwachsenen außerhalb eines sportlichen Kontextes so gut wie nicht mehr vor. Mit „Sport" meine ich hier die Definition nach dem Leistungs-, Konkurrenz- und Rekordprinzip. Es gibt noch eine zweite, altmodischer klingende Definition von Sport: die der Leibesertüchtigung oder Leibesübung. Damit kann ich persönlich jedoch wenig anfangen. Ich wüsste nicht, wann diese Leibesertüchtigung anfängt und wann sie aufhört. Ist es Sport, den Geschirrspüler auszuräumen oder einen Kasten Wasser die Treppe raufzutragen? Ist es nur dann Sport, wenn ich schwitze? Aber ist es dann Sport, wenn ich schwitzend in der Sauna sitze? Wie oft muss ich ein Gewicht hochheben, damit es Sport ist? Und muss es ein Gewicht aus dem Sportgeschäft sein oder zählt auch eine Packung Mehl?

Ob wir das, was wir tun, als Sport betrachten oder nicht, hängt ganz stark mit Formalisierungen zusammen. Das lernen wir schon im Kindergarten beim Turntag. Es gibt eine spezielle Zeit, einen speziellen Raum, spezielle Outfits, spezielles Equipment und vordefinierte Tätigkeiten. In der Schule kommen dann noch Messwerte und Bewertungen dazu. Und mit dieser Form und dem Bedürfnis nach Anerkennung treiben wir als Erwachsene weiter Sport.

In der Schule habe ich ständig neue Ausreden erfunden, um nicht am Sportunterricht teilnehmen zu müssen. Vom vergessenen Turnbeutel bis zu selbst bandagierten Armen war mir alles recht, um die Doppelstunde mit dem dicken Johannes und Streber Fabian auf der Bank verbringen zu dürfen. Hatte ich mit einer meiner Ausreden kein Glück, musste ich in Jeans mitturnen – welch Demütigung. Selbstverständlich war ich damit ein Außenseiter. Ich empfand aber einfach keine Freude an diesen ständigen Vergleichen. Ich habe mich immer gefragt, warum es Verliererinnen und Verlierer geben muss. Wäre es nicht schöner, wenn alle gewinnen könnten! Ich weiß, ... das klingt naiv und so funktioniert die Welt nicht. Irgendjemand muss immer verlieren. Oder ist das vielleicht doch nur ein Narrativ unserer Leistungsgesellschaft?

MITEINANDER STATT GEGENEINANDER

In der Freilauf-Methode haben wir das Prinzip des Gentle-Sprint. Wir rennen miteinander. Nicht gegeneinander. Das Ziel bei diesem Spiel ist es, die Mitlaufenden gewinnen zu lassen, dabei aber so schnell wie möglich zu rennen. Beide lassen also jeweils der oder dem anderen den Vortritt. Dafür muss man sich aufeinander einstellen, und es kann überraschend sein, was aus einem selber und der oder dem anderen alles rauszuholen ist. Dadurch entstehen keine Demütigungen und niemand verliert. Im Gegenteil: Danach gibt es immer nur Grinse-Gesichter. Es ist ein unglaublich befreiendes Spiel.

Ich glaube, dass viele Menschen im Yoga und in vergleichbaren Betätigungen wie Thai-Chi oder Pilates etwas finden, nach dem sie sich sehnen. Yoga ist wertschätzend und weitestgehend frei von äußerer Bewertung. Laufen hingegen ist wie kaum ein anderer Sport eng mit dem Leistungsgedanken verknüpft. Bereits die Hürde, mit dem Laufen anzufangen, ist oft sehr hoch, denn viele glauben, sie müssten mindestens drei Kilometer laufen können. Etwas routiniertere Läuferinnen und Läufer bekommen schnell das Gefühl, sie müssten Strecken in einer bestimmten Zeit laufen und sich mit anderen vergleichen.

Yoga gilt allgemein als schonende Bewegung. Laufen hingegen verbinden viele mit einer hohen Belastung insbesondere für die Gelenke. Yoga wirkt beruhigend und entschleunigend. Erstaunlich viele Menschen empfinden Joggen als anstrengend, manche sogar als Qual. Trotzdem tun sie sich die Quälerei an, um etwas für ihre Gesundheit zu machen. Entspannung erleben sie erst nach dem Lauf. Yoga findet im Einklang mit sich und anderen statt.

Laufen findet oft im Wettkampf mit anderen oder gegen sich selbst statt.

Der messbare Vergleich der Leistung ist allgegenwärtig. Yoga ist reduziert. Der Laufsport ist in vieler Hinsicht hochtechnisiert (Pulsuhr, Laufschuhe, Trainingsplanung).

Yoga war nicht die Vorlage für die Freilauf-Methode. Doch ich habe bemerkt, dass es viele Parallelen zwischen unserer Art des Laufens und Yoga gibt. Wenn wir Laufschuhe, Pulsuhr und den Leistungsgedanken ablegen, merken wir, dass Laufen all das sein kann, was Yoga so großartig macht. Die vielen schönen Erlebnisse, die uns nur das Laufen zu bieten hat, kommen noch dazu.

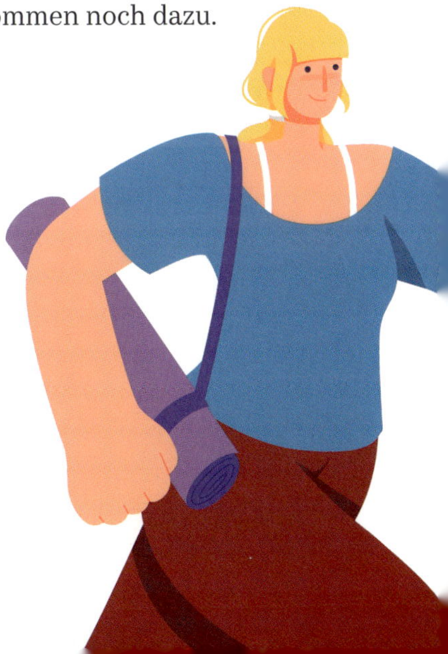

Die Fesseln lösen

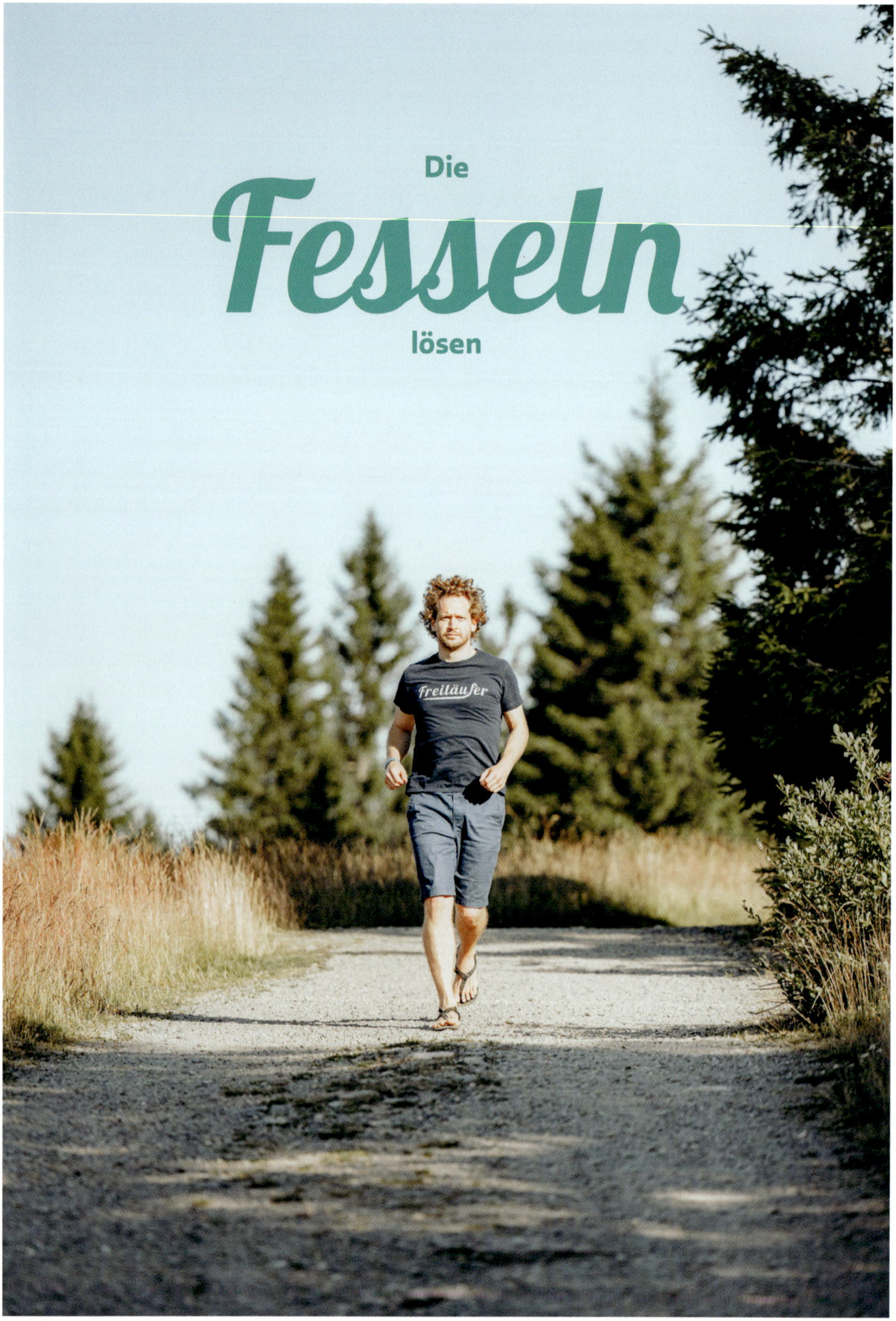

FALLGESCHICHTE

Schmerzende Überlastung

DER FALL CHRISTOPH

CHRISTOPH nahm bei uns an einem fünftägigen Laufseminar teil. Wie zahlreiche andere Teilnehmende kam auch er in den Kurs, um seine Lauftechnik zu verbessern und um seine schmerzenden Füße endlich in den Griff zu bekommen. Er hatte sich viele meiner YouTube-Videos angeschaut und von gedämpften Laufschuhen auf Laufsandalen umgestellt.

Am dritten Tag des Seminars hatten wir schon einige gemeinsame Übungen für die Füße und schonendere Laufstile gemacht. Ich sah ihm an, dass er entspannt und locker laufen wollte, doch seine Lockerheit wirkte gespielt. Dieses Phänomen begegnet mir häufig. Es ist der Versuch, eine entspannte Laufhaltung einzunehmen, die jedoch ohne tiefe Entspannung immer noch verkrampft ist. Christophs Schulter, sein Becken und vor allem seine Füße wirkten fest und durchwegs kontrolliert in ihrer Bewegung.

Jedes Mal, wenn wir morgens zu einer Laufeinheit starteten, nahm er seine typische Laufhaltung ein. Er zog die Arme im spitzen Winkel nach oben an den Körper, brachte seine Wirbelsäule ins Lot und richtete den Blick streng nach vorn. Jeder Schritt wirkte sorgfältig und akkurat ausgeführt. Er war sichtlich bemüht, in einer unverkrampften Laufbewegung daherzukommen. Ungefähr so, wie wenn man versucht zu lächeln, indem man nur die Mundwinkel nach oben zieht. Jeder halbwegs in Mimik geschulte Mensch sieht, dass die entscheidende Mikrogestik um die Augen herum fehlt. Beim Laufen verraten vor allem die Füße und die Schultern die gemimte Entspannung.

Am Morgen dieses dritten Seminartages standen wir in unserer kleinen Gruppe im Kreis. Ich leitete eine Übung zur Muskelentspannung des gesamten Körpers. Nach zwei Durchgängen liefen alle weiter, um zu spüren, ob sich etwas verändert hatte. Alle bis auf Christoph. Der blieb etwas irritiert stehen. Taumelnd gelang es ihm nur langsam, einen Fuß vor den

Blätter zur nächsten Seite, da geht es weiter.

FALLGESCHICHTE

Hier geht es weiter.

anderen zu setzen. Seine Arme baumelten wie zwei schlaffe Würstchen links und rechts neben seinem Körper. Sein Kopf wippte mit jedem Schritt unkontrolliert mit. Auf die Frage, ob alles in Ordnung sei, antwortete er: „Ähm, ... ja schon. Ich habe nur irgendwie vergessen, wie man läuft!"

Wir kehrten um und nahmen ihn in die Mitte unserer kleinen Laufherde. Wortlos liefen wir durch den klaren Morgen am Düsseldorfer Rhein. Als Schlusslicht der Herde konnte ich gut beobachten, wie Christoph nach und nach wieder in den Tritt fand. Sein gesamter Körper schien gelöst und unbeschwert in der Bewegung. Jetzt passte alles zusammen. Nach einigen Hundert Metern drehte er sich zu mir um und sagte erstaunt, dass sein Fuß kaum noch schmerze. Beim nächsten Stopp erkundigte ich mich wieder, wie es ihm gehe. Seine Antwort: „Ich bin geschockt und gerührt zugleich. Gerührt, weil diese paar Hundert Meter die schönsten und leichtesten meines Lebens waren. Geschockt, weil ich mich frage, was mich bisher daran gehindert hat, so zu laufen?" Es war genau dieselbe Frage, die ich mir Jahre zuvor gestellt hatte und für die ich mittlerweile die ein oder andere Antwort habe.

Christophs Laufstil formte sich in den kommenden Tagen. Seine Beschwerden in Fuß und Nacken verschwanden in den folgenden Wochen. Seine Geschichte zeigt beispielhaft, wie sehr sportlicher Ehrgeiz in Verletzungen resultieren kann. Ich würde sogar sagen, dass sportlicher Ehrgeiz der Hauptgrund für bewegungsbedingte Verletzungen und Schmerzen ist. Oder anders gesagt: Nimmt man den sportlichen Ehrgeiz aus seiner Leibesertüchtigung raus, sinkt das Verletzungsrisiko massiv.

Die Geschichte von Christoph zeigt auch, wie sich soziokulturelle Konventionen auf unseren Körper und unsere Bewegung auswirken können. Wie Christoph verbringen viele von uns den Großteil ihres Lebens damit, den Ansprüchen und Standards anderer zu entsprechen. Das Bedürfnis nach Anerkennung ist eine der größten Antriebskräfte. Dazu kommen noch andere Antreiber, die Soziologie nennt sie auch Stressverstärker. Gemocht werden, Perfektionismus und ausgeprägtes Kontrollbedürfnis gehören ebenso dazu wie ein übertriebener Wunsch nach Wohlbefinden und einem bequemen Leben, aus dem Ängste vor unangenehmen Gefühlen und Anstrengung sowie eine geringe Frustrationstoleranz entstehen können. Wir alle haben vermutlich diese Antreiber in uns. Manche sind stärker

FALLGESCHICHTE

ausgeprägt als andere. Und manch besonders stark ausgeprägter Antreiber kann zum Problem werden.

Christophs größter Antreiber im Leben hieß: „Ich muss stark sein!“ Er stellte sich tapfer den Anforderungen seines Lebens, half anderen, bemühte sich, stets ein guter Vater zu sein, und führte einen eigenen Betrieb inklusive der Verantwortung für eine Handvoll Mitarbeiterinnen und Mitarbeiter. Um all diese Ansprüche erfüllen zu können, sorgte er dafür, dass sein Körper fit blieb. Er ging regelmäßig joggen, machte Krafttraining und zum Ausgleich etwas Yoga.

Mein Kollege Pelle sagt immer: „Die meisten Menschen wissen erst, was Entspannung wirklich ist, wenn sie sie zum ersten Mal erfahren.“ So war es auch bei Christoph, dessen Entspannungsmomente die morgendliche Dusche und die Stunde Fernsehen am Abend nur selten übertrafen. Die einfache Übung zur Muskelentspannung in unserem Seminar führte bei ihm zu einer Art Reset. Dank dieses Resets konnte er sich gestatten, weich und schwach zu sein. Laufen war für ihn bis dahin mit Willenskraft, Durchhaltevermögen und Stärke verknüpft gewesen. Den daraus resultierenden Kämpfer konnte er bis zu dieser Übung nicht ganz ablegen. Erst als er seinen Reset-Button drückte und sich von den alten Mustern löste, entstand Raum für die Entwicklung seines eigenen Laufstils. Ich denke, dass dieser schon vorher in Christoph angelegt war. Er musste nur entwickelt, quasi ausgepackt, werden. Am bemerkenswertesten war allerdings, dass auch Christophs bis zu diesem Zeitpunkt rigide, schmerzende Füße nun butterweich wurden. Als er loslief, baute er nach und nach nur so viel Spannung auf, wie er brauchte, um vorwärts zu kommen. Mehr nicht. Seine Füße, Schultern und sein gesamter Laufstil waren nun geschmeidig. Er konnte von nun an seinen Laufstil selbst so einstellen, dass keine Überlastungserscheinungen mehr auftraten.

Christophs größter Antreiber im Leben hieß: „Ich muss stark sein!“

MEISTER DER ANPASSUNG

Aus der Geschichte von Christoph, die exemplarisch für viele Menschen steht, mit denen ich in den letzten Jahren arbeiten durfte, können wir auch lernen, wie wichtig es oft sein kann, hinter die offensichtlichen Ursachen vieler Beschwerden zu schauen. In meinem Coachingalltag kamen täglich Menschen mit Diagnosen wie „Knickfuß", „Beckenschiefstand" oder Ähnlichem zu mir. Diese Diagnosen wurden als Ursache für ihre Beschwerden angesehen. Die Therapie der Wahl waren dann meist Einlagen. Natürlich nach dem Stand der Technik und eine innovativer als die andere. Manche hatten auch schon versucht, mit gezielten Übungen gegen die Beschwerden anzutrainieren.

Ich bin sehr vorsichtig, solche Therapiemaßnahmen zu verurteilen. Was für den einen Menschen gilt, muss nicht für den anderen gelten. Ich würde jedoch bei vielen dieser vermeintlichen Ursachen eher von einer weiteren Symptomatik als von einer Ursache sprechen. So kann ein Beckenschiefstand beispielsweise auf eine genetische Veranlagung zurückgehen. Wahrscheinlicher ist aber, dass es sich um eine Anpassung handelt, die über viele Jahre antrainiert wurde, als körperliche Adaption einer bestimmten Haltung oder einseitigen Bewegungsform. Solche Anpassungen kommen sehr häufig vor. Deshalb sind die Lebensgewohnheiten, die Lebensumstände und die mentale Haltung bzw. Denkweise höchst relevant.

Christoph hatte alle Therapie- und Trainingsansätze ausprobiert, die auf die orthopädische Unterstützung der Strukturen oder auf das stärkende Training der vermeintlich zu schwachen Muskulatur setzen. Selbst Faszienrollen brachten nur kurzfristige Entspannung. Erst der mentale Reset löste den hohen Zug seiner Plantarsehne und damit die Schmerzen beim Laufen und Gehen.

DAS SAID-PRINZIP

Wenn es irgendwo im Körper schmerzt und eine ärztliche Abklärung gefährliche Krankheiten ausgeschlossen hat, ist es hilfreich, sich zu fragen: Woran könnte sich mein Körper angepasst haben?

Denn genau das macht er permanent, 24 Stunden am Tag, sieben Tage pro Woche. Dieses Prinzip nennt man das „SAID-Prinzip" (Specific-Adaption to Imposed Demand). Es ist das einfachste mir geläufige Trainingsprinzip. Es macht uns selbstverantwortlich und handlungsfähig, egal ob es um schmerzende Füße, Laufverletzungen oder seelische Gesundheit geht. Es löst nicht alle Probleme und sollte auch nicht vollkommen isoliert betrachtet werden. Doch für mich ist es das beste Trainingsprinzip überhaupt. Wenn man es einmal verstanden hat, braucht man kein anderes mehr.

Wir Menschen sind Meister der Anpassung. Unser Körper versucht permanent, durch Anpassung auf Herausforderungen zu reagieren.

Der Wurfarm eines Baseball-Pitchers (Werfer, der beim Baseball den Ball zum Schläger wirft) hat beispielsweise eine deutlich höhere Knochenmasse als der andere, nicht so stark beanspruchte Arm. Das ist eine Anpassung an die spezifischen Herausforderungen eines Baseball-Pitchers, der einen Großteil seines Lebens ein und dieselbe rotierende Wurfbewegung ausführt. Um dieser Belastung standzuhalten, reagieren Zellen im Knochen, die sogenannte Osteoblasten, mit dem verstärkten Aufbau von mehr Knochenmasse.

Diese Anpassungen funktionieren in beide Richtungen. Und sie können, wenn sie die Antwort auf einseitige Belastungen sind, auch zu Disbalancen führen, die wiederum Beschwerden und Bewegungseinschränkungen hervorrufen. Der amerikanische Evolutionsbiologe und Harvard-Professor Daniel Lieberman spricht dann von sogenannten „Fehlanpassungen". Wann eine Anpassung zur Fehlanpassung wird, ist sehr individuell und von vielen Faktoren abhängig, ähnlich wie das Schmerzempfinden. Die meisten Menschen nehmen die Fehlanpassungen ihres Bewegungsapparates erst wahr, wenn sie sich nicht mehr unbeschwert und schmerzfrei bewegen können.

Nähme man das SAID-Prinzip wörtlich, was müsste man dann tun, um eine gute Läuferin oder ein guter Läufer zu werden? Richtig: laufen! Wenn wir viel laufen, passt sich der Köper daran an und wir können noch weiter laufen. Da wir aber in der Regel auch ein paar andere Dinge tun, als zu laufen, passt sich unser Körper auch an diese Tätigkeiten an. Viele von uns werden so zum Beispiel zu exzellenten Sitzern. Vielleicht bist du als Couch-Potato nebenbei eine hervorragende Liegerin? Ich sehe auch immer mehr Menschen, deren Augen und Hälse sich richtig gut an die kleinen, in Bauchhöhe gehaltenen Bildschirme angepasst haben. Und die Daumen unserer Kinder haben sich sicher bereits an die ständige Smartphone-Wischerei angepasst.

ZURÜCK ZUR WERKSEINSTELLUNG

Angenommen, wir haben uns nun perfekt an eine sitzende, auf den Bildschirm ausgerichtete Haltung angepasst, weil wir acht von 24 Stunden vor dem Bildschirm hocken und insgesamt täglich bis zu 16 Stunden auf einer der zahlreichen Sitzgelegenheiten (Auto, Bahn, Fitnessgeräte, Küchentisch, Klo etc.) verbringen, dann ist dieser an das Sitzen angepasste Körper immer präsent. Wenn der Sitzer in uns die körperliche Hoheit hat, kann es zum Beispiel zu einer nach vorne gebeugten Haltung kommen, weil die vordere Hüftbeugemuskulatur viel Zug auf den Oberkörper ausübt und die Gesäßmuskulatur nicht genug entgegenzusetzen hat. Wie wir später im Buch sehen werden, ist für ein genussvolles, unbeschwertes Laufen und Gehen eine aufrechte Haltung besonders zuträglich. Diese muskuläre Disbalance kann man nicht einfach korrigieren, indem man versucht, sich beim Laufen bewusst aufzurichten. Das wäre so, als würde man versuchen, einen schief gewachsenen Ast geradezubiegen. Das ist nur mit viel Kraftaufwand möglich und führt schlussendlich nicht selten zu strukturellen Schäden.

Unsere Füße haben sich meist jahrzehntelang an Schuhe mit unterstützenden Funktionen und modischen Eigenarten angepasst.

Bewegt man sich dann ohne Schuhe, kann es passieren, dass auch die Befreiung von ihnen nicht zur Regeneration der Füße führt. Bestes Bespiel dafür ist der Hallux valgus, ein Schiefstand des Großzehs in Richtung Fußmitte, für den ich zu enge, spitze Schuhe in Kombinationen mit verschiedenen Dispositionen als Hauptverursacher sehe. Hat sich der große Zeh an die zusammengepresste Schuhform angepasst, behält er diese bei, auch wenn man die Schuhe, die ihn verursacht haben, nicht mehr trägt. Die so entstandene Fehlbelastung kann beim Barfußgehen sogar verstärkt werden.

Deshalb sollten wir, bevor wir den Inhalt unseres Schuhschranks entsorgen, um uns natürlich und unbeschwert fortzubewegen, unseren Körper erst einmal in einen Zustand bringen, aus dem heraus wir, wie Christoph, einen Reset vornehmen können, um dann intuitiv zu neuer Bewegungsfreude zu gelangen. Ich nenne diesen Zustand Werkseinstellung – da kommt der Ingenieur in mir durch.

Nicht alle Anpassungen des Körpers sind vollständig reversibel. Besonders nicht solche, die schon zu Veränderungen von Knochen geführt haben. Doch bereits kleine Veränderungen können große Erfolge bringen. Die paar Millimeter, die Christophs Ferse beim Laufen immer in der Luft hing, lösten im Lauf der Jahre massive Beschwerden aus.

Die motorische Kontrolle über den großen Zeh zurückzugewinnen kann sich sogar bei einem stark ausgeprägten Hallux valgus sehr positiv auswirken.

Auch hier zählt jeder Millimeter. Das ist das Großartige an der Idee der permanenten Anpassungen.

GANZ NORMALE FEHLER

„Die meisten Menschen haben leicht verformte Füße. Das ist normal und verursacht nicht zwangsläufig Beschwerden. Der ideale Fuß ist sehr selten." Das ist ein Zitat von einer Website, die von Fachärztinnen und Fachärzten gemeinsam mit Journalistinnen und Journalisten betrieben wird. Ich musste schmunzeln, als ich diese Zeilen zum ersten Mal las. Vereinfacht formuliert, steht hier: „Die meisten Füße haben Fehler, aber das ist normal." Wenn es normal ist – warum wird es dann als Fehler bezeichnet?

Vielleicht ist es der Blase, in der ich arbeite und lebe, geschuldet: Ich kenne niemanden, der nicht schon einmal eine Diagnose wie Senkfuß, Spreizfuß, Senk-Spreizfuß, Plattfuß, Hohlfuß oder Ähnliches bekommen hat. Dass ausgerechnet wir Menschen, die wir uns so effizient, ausdauernd und meisterhaft über den Erdboden bewegen können, derart fehlerhafte Füße haben sollen, scheint in der Orthopädie-Branche nur wenige zu irritieren. Dabei ist eine Fußfehlstellung zunächst einmal nichts anderes als eine Abweichung von einer recht willkürlich festgelegten Norm. Würde man den Normwert weiter oder enger fassen, hätte man entsprechend mehr oder weniger fehlerhafte Füße.

Für viele Menschen wird die Diagnose eines fehlerhaften, zu schwachen, mangelhaften Fußes zu einem Teil ihres Lebens. Ich höre und lese dann Aussagen wie: „Würde gerne mehr barfuß laufen, habe aber einen Senk-Spreizfuß", „Mir wurde wegen meines Hohlfußes verboten zu joggen" oder: „Mit meinen Plattfüßen fahre ich lieber nur Fahrrad."

Es gibt die Geschichte von einem Mathematikprofessor, der in einer seiner ersten Vorlesungen eine einfache Gleichungsreihe auf die Tafel schreibt:

> 1+1=2, 2+1=3, 3+1=4, 4+1=5, 5+1=6, 6+1=7, 7+1=8, 8+1=10.

In dem Moment, als der Professor die letzte Gleichung geschrieben hat, geht ein Lachen und Raunen durch den Raum. Die Studierenden können nicht glauben, dass ein Professor der Mathematik bei einer solch einfachen Rechnung irrt. Der Professor dreht sich um, schaut sie erschrocken an und sagt: „Wie kann es sein, dass Sie mich auslachen, wenn ich doch neun von zehn Aufgaben richtig gelöst habe?" Diese kleine Geschichte verdeutlicht, wie sehr wir darauf getrimmt sind, uns auf Fehler zu konzentrieren, auch wenn der überwiegende Teil gut funktioniert bzw. richtig ist. Statt sich auf Fehler, die noch dazu durch mehr oder weniger frei gewählte Normen definiert werden, zu fokussieren, ist es meistens hilfreicher, sich den Ressourcen zu widmen, um Beschwerden zu beheben oder ihnen vorzubeugen.

AUF RESSOURCEN FOKUSSIEREN, NICHT AUF FEHLSTELLUNGEN

Die Beschwerden und Verletzungen am Bewegungsapparat, die durch Bewegung hervorgerufen werden, lassen sich auf zwei einfache Ursachen zurückführen: zu viel und zu schnell. Zu viel enge Schuhe, zu schnell losgelaufen, zu viel barfuß gegangen, zu schnell aufgehört, zu viel gemacht etc.

Wenn man in Ressourcen denkt, ist es eigentlich egal, welche Fehlstellungsdiagnose mein Fuß bekommt. Denn ich frage nicht, was ihm fehlt oder von welcher Norm er abweicht, sondern was er alles Tolles kann. Dieses Potenzial baue ich aus. Wenn ich also glaube, dass ich mit einem Senk-Spreizfuß nicht barfuß gehen kann, weil mir das so gesagt wurde, kann ich es zu Hause ein paar Meter ausprobieren. Wenn ich es dann vom Sofa zum Badezimmer geschafft habe, stelle ich fest, dass es sehr wohl geht. Vielleicht kein Weitwanderweg, aber immerhin 15 Meter oder 50.

Wenn Menschen anfangen, in Ressourcen zu denken, bemerken sie auf einmal, dass sich ihr steifer großer Zeh ein paar Millimeter bewegen lässt, obwohl er schon operiert wurde. Oder sie erleben, dass sie trotz Hohlfuß ein paar Meter ohne Beschwerden laufen können. Das alles sind Ressourcen, mit denen man arbeiten und sie Stück für Stück im Sinne des SAID-Prinzips an neue Verhaltensweisen anpassen kann.

Ich denke heute nicht mehr in Fehlstellungen. Für mich gibt es auch keine richtige oder falsche Bewegung. Für mich stellt sich nur noch die Frage, wie man mit Bewegung umgeht und wie man seinem Körper begegnet. Druck, Ungeduld, fehlende Wertschätzung für den Körper oder für Körperteile sowie Ablehnung des Körpers sind wenig förderlich. Geleitet vom Grundprinzip der Anpassung finde ich heute gemeinsam mit meinen Schülerinnen und Schülern heraus, was zu ihren Problemen geführt hat. Ich glaube nicht an schlechte Bewegung. Wann eine Bewegung schlecht wird, also zu Schäden führt, hängt immer von der Dosis ab. Die Ursache für Verletzungen und Beschwerden ist meiner Erfahrung nach immer ein „zu viel“ oder „zu schnell“. Gemeinsam schauen wir, welches „zu viel“ oder „zu schnell“ zu den Problemen geführt hat und wie wir es auflösen können, um die Beschwerden zu lindern oder zu beseitigen.

Ich bin überzeugt, dass die meisten Menschen in Bezug auf ihren Körper und insbesondere den Bewegungsapparat sehr gut einschätzen können, was für sie richtig oder falsch ist. Es fehlt ihnen nur die Vorstellungskraft, was alles möglich ist. Mit den Übungen der Freilauf-Methode gebe ich dir Möglichkeiten, herauszufinden, was für dich richtig oder falsch ist.

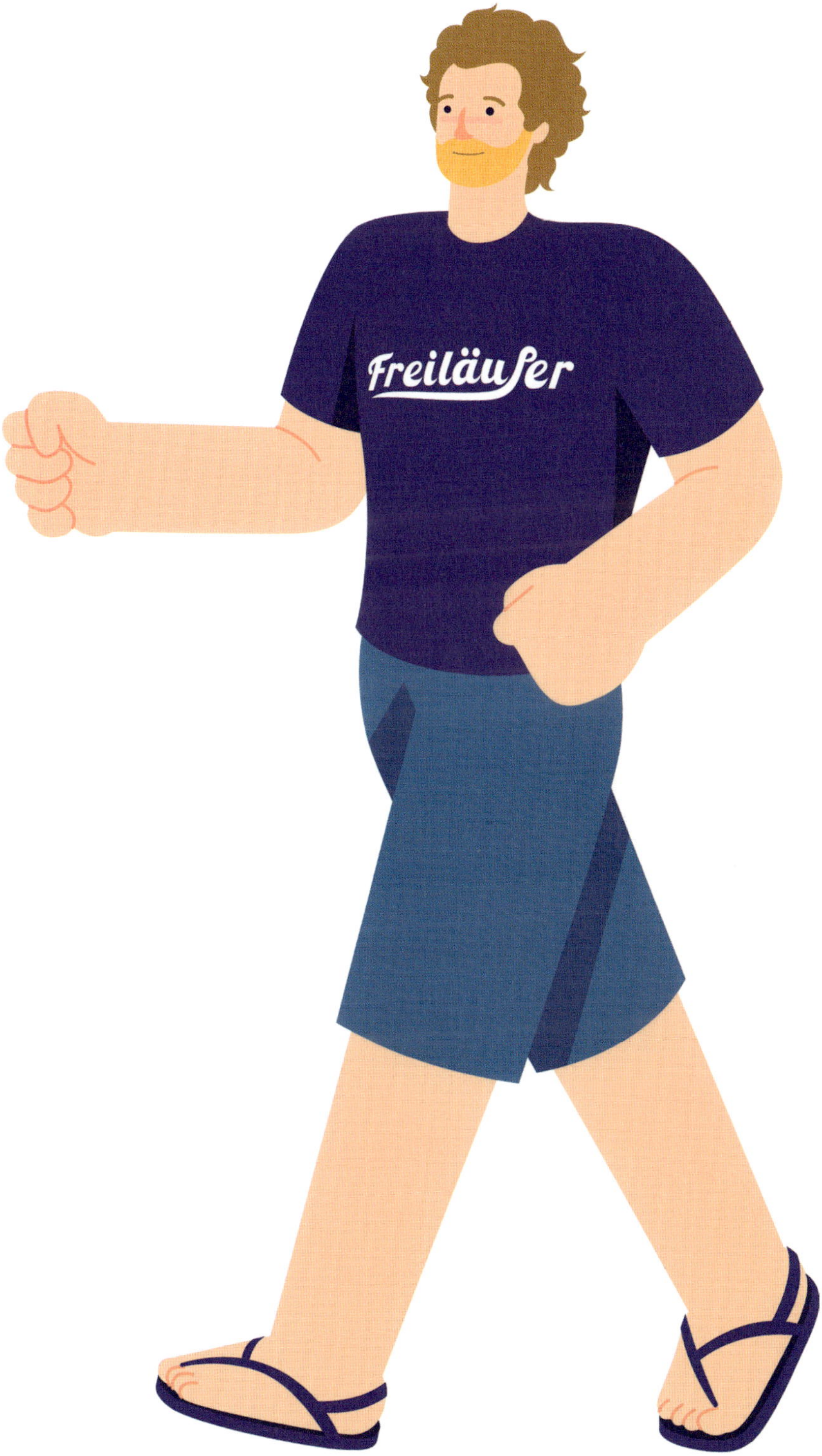
Freiläufer

Gefesselte Füße

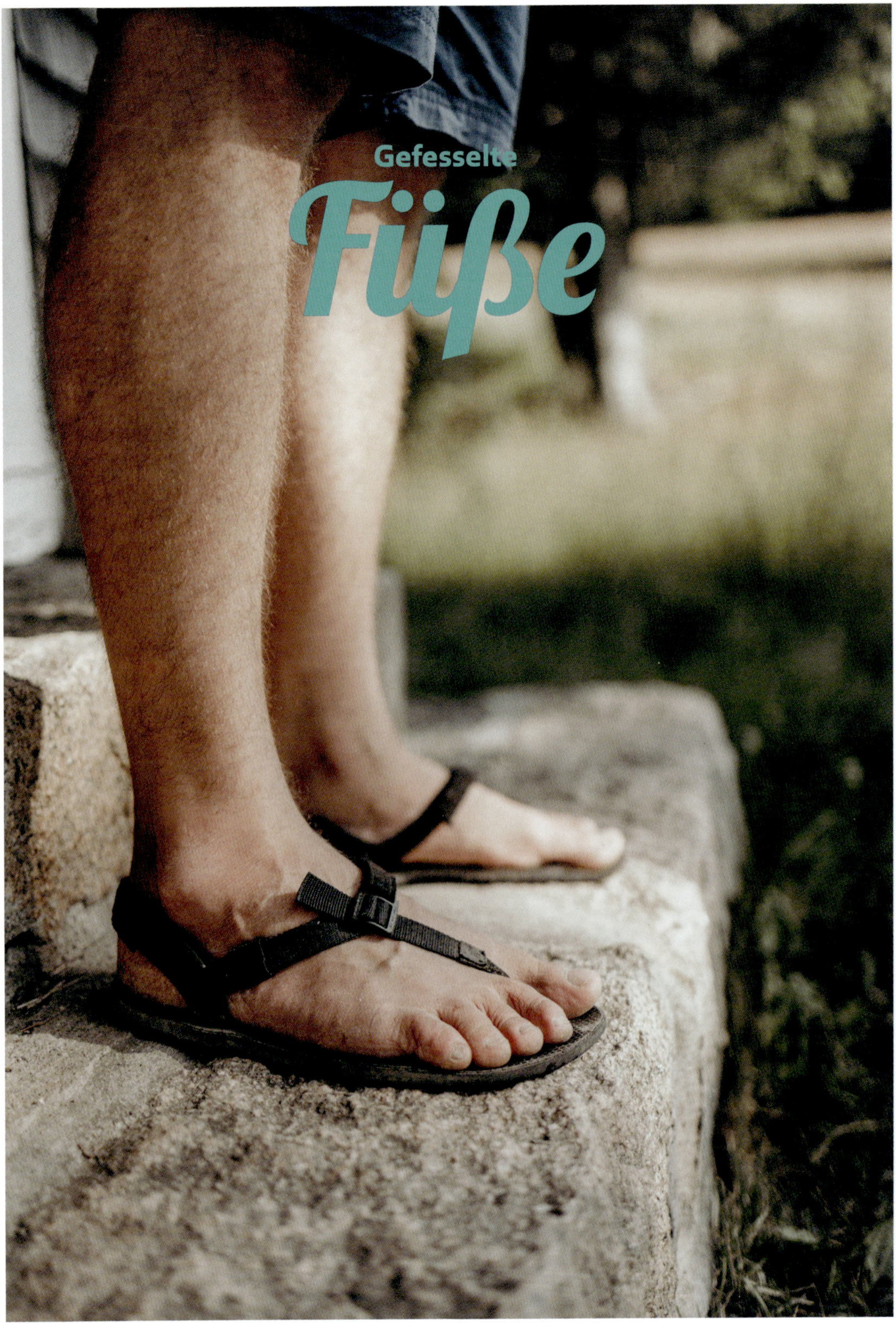

FALLGESCHICHTE

Barfuß statt Operation

DER FALL ISABELL

ISABELL war Anfang 40, als sie zu mir ins Coaching kam, und von ganzem Herzen Business-Frau. Sie schrieb mich an, weil sie große Probleme mit einem sogenannten Hallux rigidus, einer schmerzhaften Versteifung des großen Zehs, hatte. Da sie wusste, dass ich viel barfuß trainiere, erklärte sie, sie liebe ihre High Heels und barfuß zu gehen sei für sie kategorisch ausgeschlossen. „Challenge accepted", dachte ich mir und lud sie zu einem persönlichen Gespräch ein.

Isabell erzählte mir, dass sie schon mehrere ärztliche Meinungen eingeholt hatte, die alle zum Schluss kamen, dass eine Operation ihres großen Zehs unabdingbar sei. Sie hatte einen Bericht über mich in der Zeitung gelesen und wollte dieser „Barfußgeschichte" eine Chance geben, um mit gezieltem Fußtraining eine Operation zu verhindern. Schnell wurde auch klar, dass ihre geliebten High Heels für sie im Job unverzichtbar waren.

Nach genauerer Inspektion ihrer Füße und einigen Tests stellte sich heraus, dass sie ihren großen Zeh trotz der starken Schmerzen und der damit verbundenen Bewegungseinschränkung noch ein paar Millimeter nach oben und unten bewegen konnte. „Schau", freute ich mich: „Da geht doch noch was, ohne dass du vor Schmerzen schreist!" „Naja, aber belasten und damit gehen kann ich nicht mehr", antwortete sie. Sie schätzte ihre tägliche High-Heel-Dosis auf circa 10 Stunden Arbeitszeit pro Tag plus mehr an Abenden, an denen sie schicke Schuhe anzog.

Ich erklärte ihr, dass ihr großer Zeh sich wahrscheinlich an die Position angepasst hatte. Durch die stark erhöhte Ferse wird der große Zeh dauerhaft nach oben geknickt. Das kann man gut erkennen, wenn man sich von einem Absatzschuh den Absatz wegdenkt und ihn dann gedanklich flach auf den Boden legt. Die Zehen zeigen dann nach oben in die Luft. Ich fuhr fort: „In dieser Position verharren deine Zehen fast den ganzen Tag. Selbst wenn du gehst. Denn diese Schuhe sind sehr fest und bieten kaum Bewegungsmöglichkeit für deine Füße. Die zwei Millimeter Bewegungsspielraum nutzen wir und bauen ihn wieder aus! Abgemacht?"

Blätter zur nächsten Seite, da geht es weiter.

Hier geht es weiter.

Wir schlossen also einen Deal. Sie durfte ihre High Heels weiterhin bei wichtigen Terminen tragen. Für die Zeit davor, danach und für die Freizeit bekam sie aber ein paar bequeme und – zu ihrer Überraschung und Erleichterung – auch sehr schicke Barfußschuhe. Für zu Hause vereinbarten wir trotz ihrer Bedenken mit Blick auf den Fliesenboden Barfußpflicht. „Wenn du deine Füße immer einpackst, werden sie sich auch nie an die Kälte gewöhnen", meinte ich. „SAID-Prinzip?", fragte sie. „Ja, genau. Gib ihm eine Chance." Wir führten noch eine Notklausel in unseren fiktiven Vertrag ein, dass sie im Winter breite Wollsocken tragen durfte, wenn sie ihre Füße zum Beispiel abends auf der Couch für längere Zeit nicht bewegte. Denn nur wenn Füße bewegt und trainiert werden, produziert die aktive Muskulatur Wärme.

So konnten die High Heels, die Hauptverursacher ihrer Beschwerden, im Vergleich zu vorher nur noch einen Bruchteil der Zeit auf Isabells Füße einwirken und das SAID-Prinzip tat seine Arbeit. Um ihre Füße in die Werkseinstellung zu bringen, zeigte ich ihr einige einfache Übungen nach der Freilauf-Methode, die sie auch unterm Schreibtisch machen konnte. Ziel war, es ihr so einfach wie möglich zu machen, damit sie schnell einen Erfolg spürte. Die Übungen halfen ihren Füßen, sich von der Anpassung an die engen Schuhe zurück zu einer breiteren, natürlichen Fußform zu entwickeln. Nach einem Dreivierteljahr war Isabell schmerzfrei und liebte ihre schicken Barfußschuhe. Das größte Kompliment für mich war aber, dass sie sich ein Jahr später zum Running-Workshop anmeldete – mit sportlichen Barfuß-Laufschuhen.

Mir hat die Begegnung mit Isabell schon früh in meiner Laufbahn als Barfuß-Lauftrainer gezeigt, dass ein dogmatisches Verteufeln von konventionellen Schuhen nicht unbedingt hilfreich ist. Denn auch wenn die Barfüßigkeit eine enorme Kraft hat, kann es durchaus sinnvoll und angemessen sein, seine Füße zu umhüllen. Unsere Kultur ist nun mal keine Barfußkultur. Und das wird sich vermutlich auch nicht so schnell grundlegend ändern.

Wenn du deine Füße immer einpackst, werden sie sich auch nie an die Kälte gewöhnen.

FALLGESCHICHTE

WAS SCHUHE KÖNNEN SOLLTEN – UND WAS NICHT

Der Mensch ist das einzige Tier, das sich dauerhaft in Schuhen fortbewegt. Da wir aber nicht mit Schuhen geboren werden, kann man davon ausgehen, dass wir in unserem ursprünglichen Lebensraum ganz gut ohne Schuhe zurechtgekommen sind. Nach aktuellen wissenschaftlichen Erkenntnissen gab es nicht den einen Ort, an dem der Homo sapiens entstand. Und auch über die Geschichte der ersten primitiven Schuhe ist wenig bekannt. Es waren wohl einfache Fellwickel oder Blätter, die den frühen Menschen einen gewissen Schutz boten. Vor ca. 60.000 Jahren hat der Mensch angefangen, die Welt zu Fuß zu erobern. Was früher noch Werkzeug war, ist heute Ausdruck von Status und Lebensstil.

Schuhe können wichtige Funktionen erfüllen. Doch wir haben uns an das Tragen von Schuhen auch fern der eigentlichen Zweckerfüllung gewöhnt. Oft so sehr, dass das Barfußgehen sogar innerhalb der eigenen vier Wände Unbehagen auslöst.

Dieses Unbehagen hat viele Ebenen. Zu den häufigsten zählt die Angst vor kalten Füßen, der Ekel vor dreckigen Füßen und die Angst vor Verletzungen. Dazu kommen meist noch Schamgefühle vor anderen Menschen und sogar vor sich selbst aufgrund von Aussehen und Geruch der Füße.

In unserer Gesellschaft ist das Tragen von Schuhen so normal, dass barfuß zu sein eine exotische Ausnahme darstellt. Deshalb sind unsere Füße leider oft sehr vernachlässigt, eben weil wir sie kaum zu Gesicht und sie kaum Luft zum Atmen bekommen. Sie fristen die meiste Zeit des Tages ihr Dasein in miefigen, engen Schuhen. Selbst zu Hause bei Wohlfühltemperaturen von über 20 Grad im Winter stecken sie in Socken oder Hausschuhen. Barfuß sind viele Menschen nur noch für die kurzen Momente unter der Dusche, vielleicht im Bett, ein paar Strandstunden im Sommer oder 15 Minuten in der Sauna.

Echte Beachtung finden unsere Füße erst dann, wenn sie Probleme machen.

Schon kleine Fußverletzungen oder Beschwerden haben enorme Auswirkungen und lassen uns auf beeindruckende Weise unselbstständig werden. Vielleicht hast du selbst schon einmal die Erfahrung gemacht, wie dich eine kleine Blase am Fuß oder ein winzig kleiner Dorn lahmlegen kann. Die Vermutung liegt daher nahe, dass unsere unbeschuhten Vorfahren viel robustere Füße hatten als wir mit unseren dauergewärmten, immer eingepackten Babyfüßchen.

Unsere Füße passen sich an das dauerhafte Tragen von Schuhen und Socken an. Dies geschieht vor allem in Form einer strukturellen Anpassung der Sehnen, Knochen, Gelenke, Muskeln und Faszien. Dabei ist wahrscheinlich auch die Temperaturregulation inklusive der Schweißproduktion involviert. Es gibt dazu leider keine wissenschaftlichen Studien. So kann ich nur aus meiner Erfahrung sprechen, dass es durchaus möglich ist, die Füße auf eine verbesserte Kälteresistenz zu trainieren.

Für mich ist es sogar einer der schönsten Nebeneffekte der Barfuß-Jahre, dass ich nun endlich warme Füße habe.

Früher hatte ich teilweise schmerzhaft kalte Füße, selbst zu der Zeit, in der ich viel gelaufen bin. Auch dagegen hatte ich alles an gängigen Mitteln ausprobiert wie Fußbäder, Cremes, dicke Socken, Massagen, Kirschkernkissen usw. Die Umstellung, möglichst viel barfuß zu gehen und zu laufen, führte dazu, dass ich meine Füße heute meist unter der Bettdecke herausschauen lassen muss, weil sie sonst zu warm werden. Und das auch im Winter. Das ist für mich eine echte Befreiung.

Ein anderes befreiendes Gefühl kennst du vielleicht:

Stell dir vor, du kommst nach einem langen Tag nach Hause. Was ist der erlösende Moment? Schuhe aus!

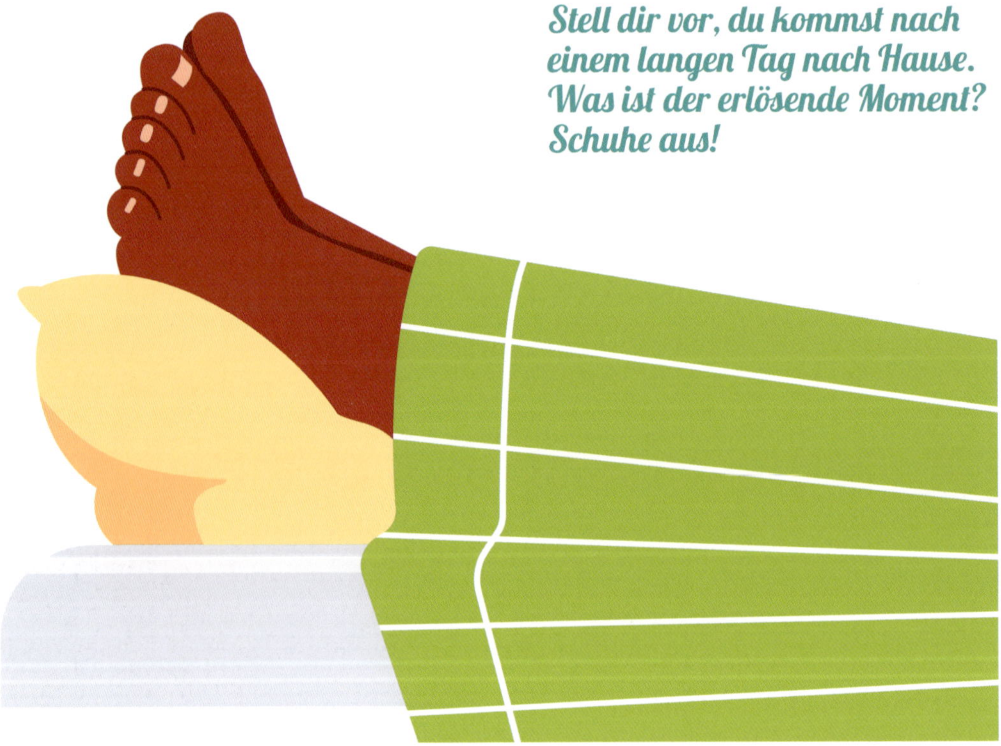

Dafür müssen wir nicht mal den ganzen Tag gestanden oder gelaufen sein. Ich empfinde dieses Gefühl sogar, wenn ich meine Füße von den minimalistischen Riemen meiner Sandalen befreie. Schuhe ausziehen, das ist eine Wohltat für die gestressten Füße. Denn die allermeisten unserer Schuhe unterliegen einem strengen Modediktat, von dem sich zu lösen sowohl für die Hersteller als auch für die Trägerinnen und Träger kaum möglich ist.

> Diese vier Schuhmerkmale sind für die meisten Fußfehlanpassungen verantwortlich:
>
> 1. Die Zehenbox
> 2. Absätze
> 3. Fersensprengung
> 4. Zehensprengung

VORNE ZU ENG – DIE ZEHENBOX

Wenn man sich Füße von Kindern oder Menschen anschaut, die ihr Leben lang keine Schuhe bzw. nur vorne offene Sandalen getragen haben, stellt man fest, dass der breiteste Teil dieser Füße der Zehenbereich ist. Ich nenne diese Fußform vereinfacht gerne „V-Form“. Der Fuß wird von der Ferse bis zu den Zehen immer breiter. Nimmt man sich jedoch einen beliebigen Schuh aus dem Regal eines Schuhgeschäfts, sieht man vorne im Zehenbereich eine rund oder sogar spitz zulaufende Form. In der Regel liegen die Zehen innerhalb dieses Bereichs, auch wenn man vorne im Schuh den obligatorischen Zentimeter Platz lässt. So drücken die Seitenwände des Schuhs die Zehen dauerhaft zusammen in Richtung Fußmitte.

Um es auf den Punkt zu bringen:

> **Die Form der meisten modernen Schuhe passt nicht zur natürlichen Form unserer Füße.**

Das trifft auf fast alle Schuhe in allen Sparten und Anwendungsgebieten zu. Einzige Ausnahme bilden manche Barfußschuhe, obwohl auch diese oft noch eine Tendenz zur runden Zehenbox aufweisen. Die ersten Kinderschuhe für Kleinkinder haben meist noch die breitere V-Form. Schnell orientieren sich aber auch Kinderschuhe an der modischen Norm, die uns so selbstverständlich erscheint. Da unsere Füße über die Jahre und Jahrzehnte in diese Form hineinwachsen, nehmen sie mehr oder weniger die Form unserer Schuhe an. Auch an das Engegefühl in den Schuhen gewöhnen wir uns und nehmen es als normal wahr, manchmal sogar als angenehm sicheren Halt. Und mit immer weiter voranschreitender Anpassung der Füße an diese zusammengequetschte Position wird das Bedürfnis nach haltgebender Unterstützung immer größer.

Vor allem für unseren großen Zeh kann das fatal sein, denn er hat eine sehr wichtige Funktion als Anker und stabilisierendes Element für unsere gesamte Körperstatik. Seine Funktionalität kann Einfluss auf unsere Knie, unsere Hüften und unseren Rücken haben. Auch langfristige Folgen wie Hallux valgus, Neurome, Arthrose und Ähnliches können hier ihren Ursprung haben. Denn besonders der große Zeh wird durch leichte Rundungen der Schuhe in eine schiefe Position Richtung Fußmitte gedrückt.

Wo das Schönheitsideal des schmalen Schuhs herkommt, lässt sich nicht vollständig sagen. Zum einen hat es wohl seinen Ursprung in der Konstruktion: Die ersten Schuhe waren Wickel, die man sich um die Füße band. Später kamen Schnürungen hinzu, die diese Wickel im vorderen Fußbereich zusammenzogen. Auch die Einführung der Leisten spielte vermutlich eine Rolle. Sie waren anfangs achsensymmetrisch, Fußinnen- und -außenkante hatten also dieselben Rundungen. Eine asymmetrische Schuhform, die dem großen Zeh etwas mehr Raum ließ, etablierte sich erst zur Zeit des Amerikanischen Bürgerkriegs im 19. Jahrhundert. Man hatte festgestellt, dass Soldaten in Stiefeln, die nach der sogenannten Meyer'schen Linie angefertigt waren, schneller und weiter marschieren konnten.

Was uns vollkommen normal erscheint und zunächst meist auch nicht schmerzhaft ist, kann über die Jahre und Jahrzehnte den großen Zeh dauerhaft verändern.

Wenn es dann noch zu knöchernen Veränderungen kommt, wird es mitunter schwer, diese Anpassung wieder rückgängig zu machen. Bei langer Belastung können auch Marschfrakturen (feine Brüche im Mittelfußknochen) auftreten.

Dass es sich um eine Verformung handelt, ist kaum jemandem bewusst – so normal ist dieser Anblick geworden. Unsere Schuhe werden von der Ferse zunächst breiter. Ab dem Fußballen, dem Bereich, in dem die Zehengrundgelenke liegen, werden sie aber nach vorne hin wieder schmaler. Ich bezeichne die Grundform liebevoll als „Sargform".

Schuh-Selbstversuch

Suche dir drei deiner breitesten Schuhe heraus. Stelle den rechten Fuß barfuß und entspannt neben den rechten Schuh des ersten der drei Paare, sodass die Ferse ungefähr auf der Höhe der hinteren Fersenkappe des Schuhs steht. Vergleiche nun die Form deines vorderen Fußes, also Ballen und Zehenbereich, mit der Form des Schuhs. Wiederhole den Vergleich mit den anderen Schuhpaaren.

Noch plastischer wird der Vergleich, wenn du deinen Fuß auf den entsprechenden Schuh stellst. Beobachte, wie sich dein Fuß vorne über den Schuh verteilt. Je nach Fuß- und Schuhform kannst du sehen, dass deine Zehen über den Schuh hinausragen. Nun versuche deine Zehen innerhalb des Bereichs der Zehenbox zu schieben. Achte dabei darauf, dass sie wirklich an der Innenseite zu liegen kommen.

Es geht nicht darum, deine Schuhe schlecht zu machen. Sei bei der Suche nach der realen Position deiner Zehen im Schuh so ehrlich wie möglich. Bei weichen Turnschuhen ist dieser Test deutlich einfacher als bei hartem Schuhwerk. Mit großer Wahrscheinlichkeit wirst du feststellen, dass selbst Schuhe, von denen du dachtest, dass sie sehr breit sind, deinen Vorderfuß zusammendrücken.

Diese einfache Visualisierung macht sichtbar, was wir sonst nicht zu sehen bekommen – und auch nicht unbedingt spüren. Denn was die Komprimierung des vorderen Fußes betrifft, sind wir relativ unempfindlich. Das kannst du leicht testen: Greife dir einen deiner Füße mit einer Hand und drücke die Zehen bzw. den Vorfuß zusammen. Solltest du einen gesunden Fuß ohne Vorerkrankungen haben, wirst du ihn ordentlich zusammendrücken können, bis er schmerzt. Falls du bei nur leichtem Drücken sofort Schmerzen spürst, solltest du deine Füße von einem Arzt untersuchen lassen.

Dass unsere Füße von Natur aus weich und flexibel sind, ist super, weil sie sich in der Fortbewegung gut auf den Untergrund einstellen können. Doch diese hohe Komprimierungsfähigkeit führt auch dazu, dass wir unsere Füße ständig in Schuhe zwängen, die vor allem seitlich viel zu eng sind. Hätten wir schon bei nur leichtem seitlichem Druck Schmerzen, würden wir beim Reinschlüpfen in unsere Schuhe vermutlich schreien. Stattdessen passen wir uns schon als Kinder an die übliche sich verjüngende Schuhform an. Manche Füße, die lange Zeit in Schuhen steckten, haben vollständig die Form ihrer Schuhe angenommen.

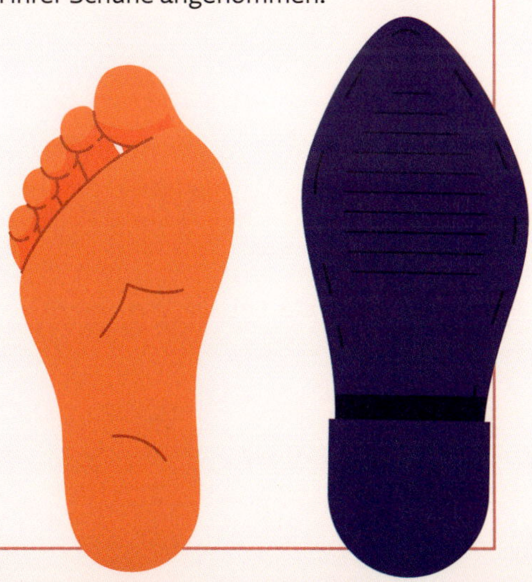

Stabilitäts-Übung

Um zu veranschaulichen, was für massive Auswirkungen die Veränderung der Fußform haben kann, verwende ich gern eine einfache Übung: Finde im Sitzen heraus, ob einer deiner zwei großen Zehen beweglicher als der andere ist, vor allem zu Seite hin. Stelle dich dann mit beiden Füßen auf einen harten, ebenen Boden (keine Yogamatte oder Ähnliches). Den beweglicheren Zeh ziehe mit der Hand so weit vom zweiten Zeh weg, dass eine deutliche Lücke sichtbar wird. Idealerweise steht dein großer Zeh nun in der Verlängerung des ersten Mittelfußknochens. Hebe den Fuß der anderen Seite leicht an, sodass du nur noch auf einem Bein stehst. Spüre, wie sehr dein Fuß, dein Bein und der Rest deines Körpers dazu beitragen, dass du Stabilität bewahrst.

Stelle dich wieder auf beide Beine. Schiebe nun den beweglicheren Großzeh so nah wie möglich an den zweiten Zeh heran. Wiederhole den Einbeinstand mit dieser Zehenposition. Wenn du zu der Mehrheit der Menschen gehörst, die ihre Körperstabilität noch nicht vollkommen auf diese zweite Position angepasst haben, wird es dir aller Wahrscheinlichkeit nach jetzt schwerer fallen, auf einem Bein stehen zu bleiben.

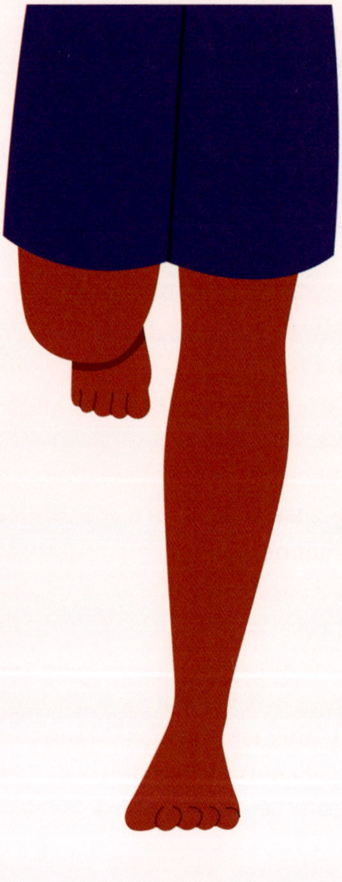

EIN KOMPROMISS

Die Stabilitäts-Übung zeigt eindrücklich, wie stark sich das Verformen des Fußes auf die Stabilität unseres Körpers auswirkt und welch wichtige stabilisierendes Funktion unser großer Zeh hat. Kann er seine volle Kraft nicht mehr entfalten, beeinflusst dies unsere Körperstatik und kann zu Fehlbelastungen in Knie, Hüfte und Rücken führen. Auch Hallux valgus, Neurome und Arthrose können hier ihren Ursprung haben. Können die auftretenden Kräfte beim Gehen oder Laufen nicht adäquat über den sogenannten ersten Strahl – d. h. den großen Zeh und die zu ihm gehörenden Mittelfußknochen – aufgenommen werden, kann dies zudem zu Überlastungen der anderen Mittelfußknochen führen. Im schlimmsten Fall kommt es bei langer Belastung zu einer Marschfraktur im zweiten oder dritten Strahl.

Auch wenn du vorne im Schuh den obligatorischen Platz von ca. einem Zentimeter lässt, werden deine Zehen höchstwahrscheinlich von den Seiten des Schuhs zusammengedrückt. Und auch Socken können deine Zehen in Richtung Fußmitte zusammenziehen. Nicht so extrem wie mancher Schuh, doch auch sie leisten Widerstand gegen die freie Bewegung deines Fußes, auch und gerade, wenn sie aus elastischem Material sind. Um zu sehen, ob Socken deine Füße zusammendrücken, hilft ein Selbstversuch wie bei den Schuhen (s. S. 35): Stelle deinen Fuß auf den am Boden liegenden Socken und schaue, ob deine Zehen über den Socken hinausragen.

Ausgewiesene Barfußschuhe bieten den Zehen meist deutlich mehr Platz als konventionelle Schuhe. Bis auf wenige Ausnahmen orientieren sie sich aber ebenfalls an der vorherrschenden modischen Norm. Das hat wohl pragmatische Gründe: Die besten Schuhe sind wertlos, wenn sie nicht gekauft und getragen werden, weil sie so ungewohnt aussehen. Daher ist eine Kompromisslösung nicht das Schlechteste.

Einfach nur, um es noch mal ins Gedächtnis zu rufen. So sieht ein Fuß aus. Du kannst mal kurz darüber nachdenken, wie ein Schuh für diesen Fuß geformt sein müsste. Die Auflösung kommt auf der nächsten Seite.

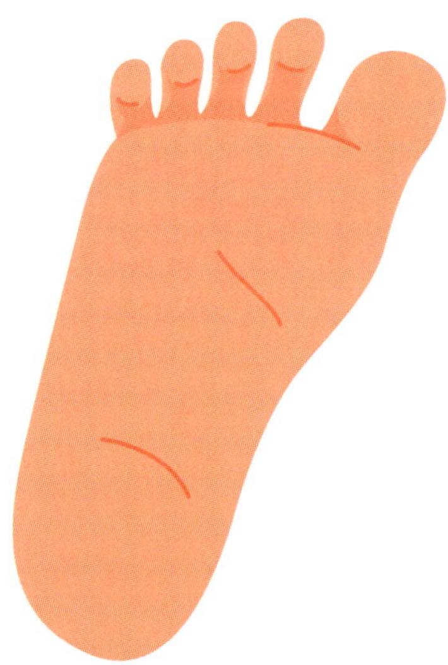

Wie unsere Schuhe eigentlich geformt sein müssten, um einer natürlichen Fußform zu entsprechen:

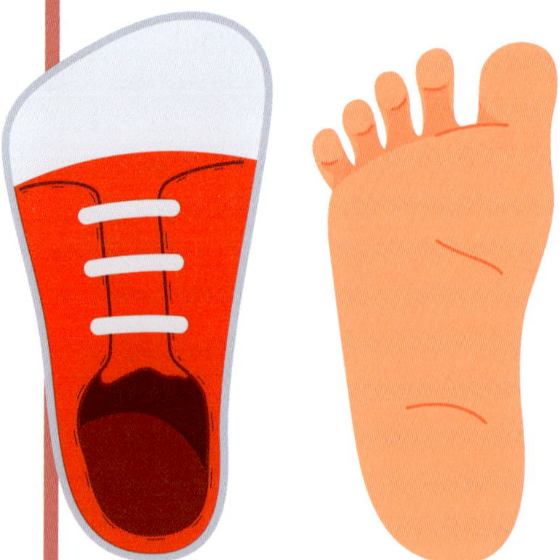

Wie unsere Füße eigentlich geformt sein müssten, um unseren Schuhen zu entsprechen:

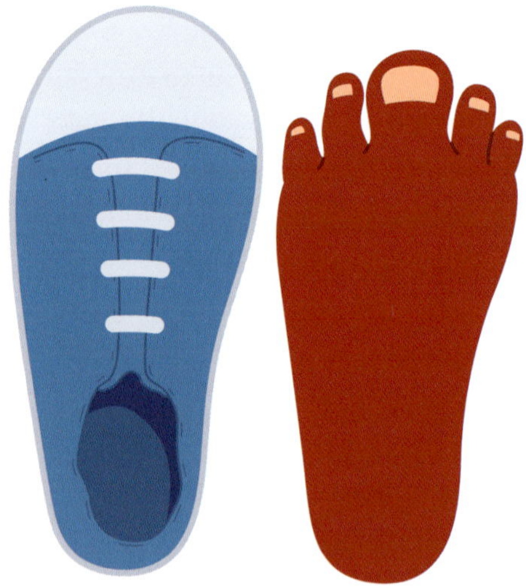

WEICH GEDÄMPFT HOCH HINAUS – ABSÄTZE UND FERSENSPRENGUNG

Anfang der 1970er-Jahre kam es mit der Einführung der sogenannten Sprengung zu einer der größten technischen Innovationen bei Laufschuhen.

Sprengung bedeutet, dass die Ferse höher liegt als der Vorfuß und die Sohle eine Dämpfung für die Ferse aus weichem Material besitzt.

Der Schuh weist also eine durchgehende Keilform auf. Es ranken sich einige Mythen darum, welcher Hersteller nun wirklich der Erste war – mehrere namhafte Firmen beanspruchen für sich, der Erfinder gewesen zu sein. Sicher ist: Die ersten gedämpften und mit Sprengung ausgestatteten Laufschuhe sahen aus wie das, was man heute Retro-Sneaker nennt. Sie bedeuteten eine kleine Revolution. Denn bis zu diesem Zeitpunkt war laufen etwas für eine kleine eingeschworene Gemeinde elitärer Wettkampfathleten, die in flachen, schmalen Schuhen Spitzenleistungen brachten. Vermutlich trugen die neuen bequemen Laufschuhe einen großen Teil dazu bei, dass nun viel mehr Menschen anfingen zu joggen.

Was diese Schuhe aber mit der steigenden Zahl der Laufbegeisterten auch mit sich brachten, waren Probleme mit der Achillessehne. Die Fersenpolster waren damals noch recht schmal, wodurch der Fuß insgesamt instabil wurde. Also fing man an, eine Art seitliche Spoiler an die Sohlen zu bauen. Was folgte, war eine bis heute anhaltende Kaskade von Innovationen, immer mit dem Ziel, Verletzungen zu reduzieren und die Laufgeschwindigkeit zu erhöhen.

BORN TO RUN

Im Jahr 2006 wurde der Trend kurz unterbrochen. Das Buch „Born to Run" machte Natural Running populär und plötzlich kamen Laufschuhe ganz ohne Sprengung auf den Markt. Das blieb nicht ohne Folgen, man denke nur an die Geschichte meines ebenso befreienden wie schmerzhaften ersten Laufs in Barfußschuhen.

Der Hersteller der bekannten Zehenschuhe Vibram zahlte 2014 insgesamt 3,75 Millionen Franken Entschädigung an Kundinnen und Kunden, die sich durch ihre Barfußschuhe verletzt hatten. Dem Minimalschuhhersteller wurde sogar untersagt, zu Marketingzwecken zu behaupten, seine „Five Fingers" würden die Fußmuskeln stärken oder das Verletzungsrisiko reduzieren, bis es für diese Aussagen neue Beweise gebe.

Für Kritikerinnen und Kritiker der Minimalschuhbewegung war damit klar, dass diese Art von Schuhen schädlich ist und keine Zukunft hat. Nach diesem kurzen Intermezzo setzten die meisten großen Laufschuhhersteller den Trend zur Dämpfung fort. Heute findet man wieder Laufschuhe mit extremer Dämpfung. Es mehren sich wohl wieder die Beschwerden mit der Achillessehne. Vermutlich werden diese wellenartigen Trends noch eine Zeit lang so weitergehen.

Absätze und Sprengung findet man heute bei fast jedem konventionellen Schuh. Oft sind sie so versteckt, dass man sie gar nicht als solche wahrnimmt. Die meisten Turnschuhe und Sneakers orientieren sich an den Originalen aus den 1970er-Jahren, auch wenn sie längst nicht mehr zum Joggen gekauft werden. Zu einem schicken Herrenschuh gehört der leichte Absatz. Selbst die Sohlen von Trekking-Sandalen und sogar Flipflops folgen diesem modischen Ideal.

Wie können Absätze und Sprengung zum Problem werden? Das SAID-Prinzip gibt auch hier die Antwort.

Verbringst du viel Zeit in Schuhen mit erhöhter Ferse, wird sich dein Körper an diese Haltung anpassen.

Vor allem die Sehnen, Bänder und Muskeln in den Bereichen des Fußes, des Fußgelenks und des Unterschenkels. Man spricht dann davon, dass Achillessehne und Wadenmuskulatur kürzer werden. Auch wenn es de facto etwas komplizierter ist und viel mit Muskeltonus zu tun hat, verdeutlicht das Bild der Verkürzung gut, was passiert. Da sich aber durch die dauerhaft erhöhte Lage auch die gesamte Körperstatik verändert, passen sich der gesamte Körper und auch dein Gangverhalten entsprechend an.

SCHMERZHAFTE ANPASSUNGEN

Nun fragst du dich vielleicht, wo das Problem liegt, denn eine Anpassung ist ja noch nicht grundsätzlich schlecht. Das ist richtig, gilt aber nur, so lange du deinen Körper weiterhin in der angepassten Form nutzt. Im Falle des Absatzes also bei der Erhöhung der Ferse bleibst und keine flachen Schuhe verwendest. Und es gilt zweitens nur, wenn die Anpassung keine pathologischen Veränderungen verursacht.

Ein Absatz beispielsweise kann eine Überlastung des Vorfußes hervorrufen. Ein anderes bekanntes Absatzproblem besteht darin, dass sich der Fuß an den stumpfen Winkel des Sprunggelenks anpasst. Das führt dazu, dass die Beweglichkeit in die entgegengesetzte Richtung, also in die Beugung, eingeschränkt wird.

Beim Gehen wird dann zum Beispiel die Ferse schon früh in der Standphase nach oben gezogen, wodurch mehr Belastung auf den Vorfuß kommt.

Viele Menschen mit einer derart eingeschränkten Beweglichkeit drehen den Fuß nach außen, sobald sie keinen Absatz mehr unter der Ferse haben. So vermeiden sie die für sie schwierige Beugung des Sprunggelenks. Wenn du schon einmal eine Schiene am Fußgelenk hattest, kennst du diese Strategie wahrscheinlich auch. Beim Laufen kann die fehlende Beweglichkeit dann zu Überlastungen der Achillessehne, der Wadenmuskulatur und der Plantarsehne führen.

Durch Absätze bzw. ein generelles starres Plateau unter der Sohle ist auch die Gefahr des Umknickens erhöht. Denn auch wenn eine feste Schuhsohle Unebenheit des Untergrundes ausgleicht, bildet sie eine Art Rampe. Vor allem dann, wenn der Schuh mitsamt Fuß in eine Schräglage gerät. Bei halbhohen Schuhen muss dann meist das Fußgelenk für Ausgleich sorgen. Bei einem hohen Schuh, zum Beispiel einem Wanderstiefel, wird mit dem Schaft der Knöchel stabilisiert und der gesamte Unterschenkel mit in die Schräglage gezogen. Mit einer ebenen, dünneren und flexibleren Sohle kann man nicht mehr so unachtsam und zügig über unebenes Gelände hechten. Dafür aber hat der Fuß mehr Spielraum, um auf den Untergrund zu reagieren und den Körper zu stabilisieren.

ERKUNDUNGSTOUR IM SCHUHSCHRANK

FUNFACT:
Man hat anhand der Filmaufnahmen die Strecke, die Rocky Balboa in der bekannten Trainingsmontage im Film „Rocky II" durch Philadelphia theoretisch zurücklegt haben müsste, ausgemessen. Man kam auf sage und schreibe knapp 50 Kilometer, die er – wie im Film gut zu sehen – in flachen Chucks absolviert hat.

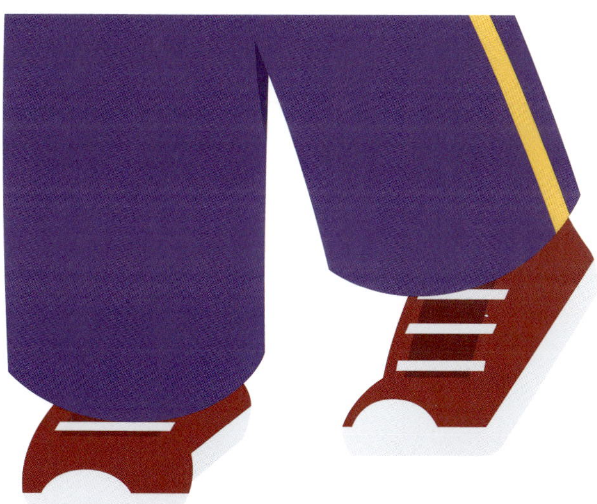

Untersuche bei nächster Gelegenheit deinen Schuhschrank auf Schuhe mit versteckten Absätzen oder Sprengungen. Manchmal liegt der Teufel wirklich im Detail. Denn vielleicht sind es nur wenige Millimeter.

Je nach Konstruktion des Schuhs kann man den Absatz manchmal von außen auch gar nicht erkennen. Solltest du feststellen, dass du überwiegend Schuhe mit Absätzen und Sprengungen im Schrank hast – dabei ist es egal, ob es nur wenige Millimeter sind –, dann lade ich dich herzlich ein, deinen Füßen und dir wieder etwas mehr Bodenständigkeit zu gönnen

Die ersten Schritte

Um die natürliche Mobilität deiner Sprunggelenke wieder herzustellen und deine Körperstatik wieder ins Lot zu bringen, ist als erster Schritt hilfreich, in deinen vier Wänden barfuß zu gehen. Solltest du Bedenken bezüglich der Temperatur und Angst vor kalten Füßen haben, gibt es zwei Möglichkeiten.

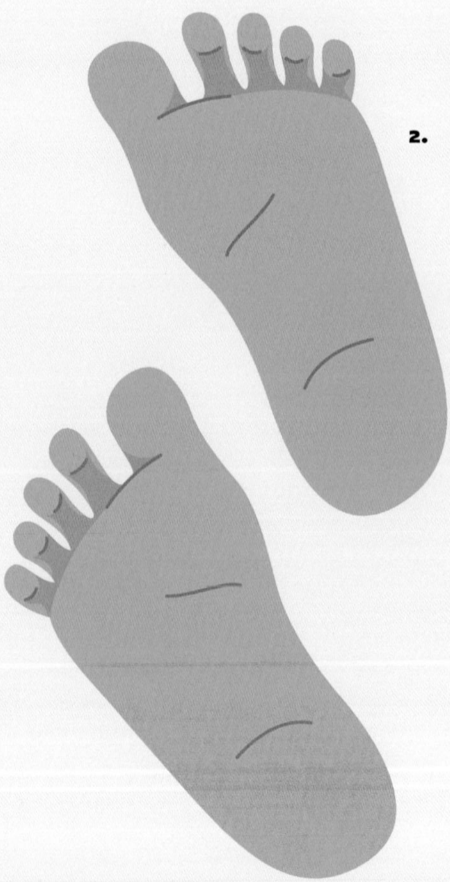

1. **Du besorgst dir wirklich breite Socken**
   Wenn du deinen Fuß auf den Socken stellst, kannst du sehen, ob die Socken breit genug sind. Dafür bieten sich vor allem im Winter breit gearbeitete Schafwollsocken an, da sie den Zehen meist ausreichend Platz bieten. Elastische, schmälere Socken hingegen ziehen die Zehen zusammen oder verhindern zumindest, dass sie sich frei bewegen können.
2. **Du passt dich an die Kälte an.**
   Das klingt vielleicht etwas hart, aber es geht erstaunlich gut. Sowohl kopfmäßig als auch physisch.

Gute Orte

FÜR DEN START INS BARFUSSLAUFEN

In unseren Workshops laden wir alle Teilnehmenden ein, barfuß in der Gruppe über Straßen und Waldwege zu gehen. Die deutliche Mehrzahl ist angenehm überrascht, wie angenehm es ist, den Untergrund und das freie Fußgefühl in der ungewohnten Umgebung zu erleben. Diese Erfahrung macht vor allem die Sicherheit in der Gruppe möglich. Die Überwindung fällt viel leichter. Unsicherheit und Ängste vor Verletzungen und Erkältung, Ekel vor Schmutz und „Unzivilisiertheit" lösen sich in nichts auf. An ihre Stelle treten positive Gefühle wie Vertrauen in den eigenen Körper, Entspannung, Achtsamkeit, Ruhe, Entschleunigung, Kontakt mit sich selbst und – im wahrsten Sinne des Wortes – Erdung.

Wenn du dir dieses Erlebnis auch ohne Gruppe außerhalb deiner vier Wände gönnen möchtest, lade ich dich herzlich dazu ein, zunächst einmal deinen Garten oder einen Park bei angenehmen Temperaturen barfuß zu erkunden. Beginne in einem Setting, in dem du dir keine Sorgen um argwöhnische Blicke machen musst. Einen gesicherten Rahmen bieten auch Barfußpfade und Barfußparks. Bei Letzteren finde ich jedoch wichtig, den Event-Charakter eines solchen Parks auszublenden. Im Vordergrund sollte die Selbsterfahrung stehen und nicht der Nervenkitzel oder Reiz des Besonderen.

Die eingebaute Winde

Den sogenannten Winden-Effekt deiner Füße kannst du ganz einfach selbst erkunden. Setze dich barfuß mit weit gespreizten Beinen auf einen möglichst niedrigen Stuhl. Beide Knie haben ungefähr einen Winkel von 90 Grad. Die Füße stehen locker auf dem Boden. Nun ziehe bei jeweils einem der Füße alle Zehen weit nach oben, wobei der Ballen weiterhin Bodenkontakt hat.

Beobachte, wie sich der Rest des Fußes verändert. Vermutlich kannst du sehen, wie sich das Fußgewölbe etwas hebt und weiter aufspannt. Vielleicht erkennst du sogar, wie sich die Achillessehne spannt und sich die Ferse leicht in Richtung des Vorfußes dreht.

Als Nächstes beuge dich über das linke Knie. Nun lege die Finger der rechten Hand unter das Fußgewölbes des linken Fußes. Sollte bei dir ein Fußgewölbe sichtbar sein, lege die Finger einfach mittig darunter. Ziehe jetzt alle Zehen des linken Fußes mit den Fingern deiner linken Hand nach oben, ohne dass die Fußmuskulatur aktiv mitarbeitet. Mit der rechten Hand wirst du die Spannung deutlich spüren können. Eventuell kannst du sogar die große Sehnenplatte unter deinem Fuß ertasten.

Absatz und Zehensprengung

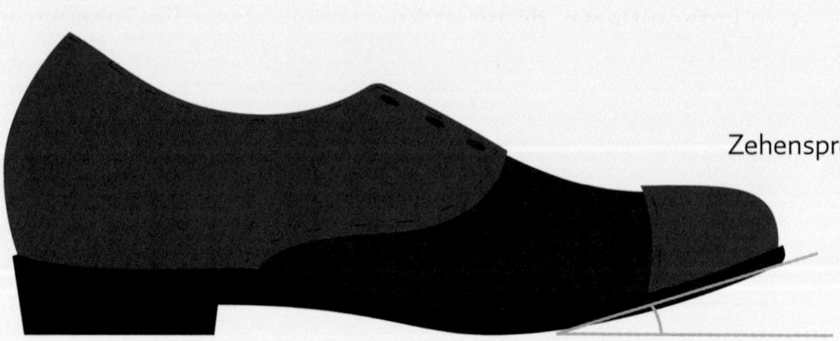

SPANNUNG IM FUSSGEWÖLBE – DIE ZEHENSPRENGUNG

Die große Sehne auf der Fußunterseite, in der Fachsprache Plantarfaszie oder Plantaraponeurose genannt, verbindet die Zehen mit dem unteren Bereich des Fersenbeins am hinteren Teil deines Fußes. An der Rückseite des Fersenbeins setzt die Achillessehne an. Wenn du deine Zehen nach oben ziehst, wirken die großen Zehengelenke wie eine Umlenkrolle für die vorderen Teile der Plantarsehne. Da sie am anderen Ende am Fersenbein befestigt ist, werden diese beiden Segmente zusammengezogen. Die Zugspannung im Längsgewölbe erhöht sich, und da die Achillessehne auch unmittelbar über das Fersenbein mit der Plantarsehne verbunden ist, überträgt sich der Zug auch auf sie.

Eigentlich kommt dieser Effekt beim Gehen und Laufen im letzten Teil der Standphase zum Einsatz, wenn sich die Ferse hinter dem Körper anhebt und die Zehen noch auf dem Boden liegen. Die Versteifung benötigen wir dann für eine gute Kraftübertragung und um den Fuß in die Luft zu katapultieren, damit er für den nächsten Schritt wieder nach vorne pendeln kann.

> Diese zwei Merkmale unserer Schuhe heben die Zehen an und erzeugen dadurch dauerhaft Spannung:
> 1. Zehensprengung
> 2. Absätze

Die meisten Schuhe jedoch weisen zwei Eigenheiten auf, die für eine durchgehend angehobene Position der Zehen sorgen und damit ständig für Spannung im Fußgewölbe. Die sogenannte Zehensprengung ist die offensichtlichere von beiden: die keilförmige Erhöhung der Zehen (s. S. 44). Ab dem Bereich des Fußballens hebt sich die Schuhsohle allmählich vom Boden. Bei Laufschuhen führt das zu der bekannten Schiffchenform. Die Zehensprengung kommt aber auch in Alltagsschuhen vor, gerne zum Beispiel bei schicken Leder-Herrenschuhen. Aber auch Absätze führen zu einer indirekten Zehensprengung. Denn sie erhöhen ja nur die Ferse, wie in der eben beschriebenen Abdruckphase beim Gehen. Damit werden die Zehen auch vom Fuß selbst aus gesehen nach oben gebogen. Die Zehensprengung soll den Abrollvorgang in dieser letzten Phase erleichtern, da sich die Zehen in den meisten Schuhe nicht wirklich bewegen können. Wegen der engen Zehenbox nicht seitlich und wegen der Zehenkappe nicht nach oben.

Eine Studie aus dem Jahr 2020 (1) zeigt, dass die Zehensprengung die Bewegung der Zehen deutlich reduziert und zu weniger Muskelaktivierung führt. Die Studie stellt auch eine mögliche Verbindung zu einer der häufigsten Fußbeschwerden der beschuhten Welt her, der Plantarfasziitis. Das ist eine schmerzhafte Entzündung der Sehnenplatte, meist an der hinteren Fußunterseite. Die Folge sind Schmerzen an der Ferse oder Fußsohle. Auch der Ansatz der Achillessehne kann involviert sein.

WIE DIE ENTFESSELUNG GELINGT: ANLEITUNG FÜR DIE ANLEITUNGEN

In Kommentaren zu meinen YouTube-Videos bekomme ich oft die Frage gestellt, ob die Übungen denn auch wirklich wirken. Meine Antwort darauf klingt vielleicht etwas hart: Ob sie für dich wirken, kannst nur du selbst herausfinden.

Ich verstehe gut, dass viele Menschen – vor allem wenn sie schon einen langen Leidensweg hinter sich und viele Therapien ausprobiert haben – nicht noch mehr Zeit in ineffektive Übungen investieren wollen. Der Wunsch nach einer Methode, die bestenfalls wissenschaftlich belegt ist und schnell zum Ziel führt, ist nur zu verständlich. Doch was therapeutische Maßnahmen oft außer Acht lassen, ist die Freude, die wir am Tun empfinden. Dabei ist diese Freude der beste Motivator, den es gibt. Stattdessen wird versucht, über äußere, sogenannte extrinsische, Anreize zu motivieren, wie das Abarbeiten von Plänen und das Erreichen von Kennzahlen. Auch der Vergleich und der Wettbewerb zählen zu diesen äußeren Motivatoren. All das kann dich zu einem festgelegten Ziel führen. Doch für mich sind sie die schlechtesten aller Möglichkeiten, Menschen zu Bewegung zu motivieren. Denn sie befeuern eine negative Beziehung zum Körper.

Eine Motivation, die aus einem andauernden schlechten Gewissen kommt, ist meiner Meinung nach keine Grundlage für ein gesundes Leben.

Du musst keine Übungen machen, in denen du keinen Wert siehst und bei denen du keine Freude empfindest. Auch nicht in der Hoffnung, dass sie sich irgendwann positiv auf deinen Körper auswirken. Stattdessen lade ich dich dazu ein, positive Erfahrungen über deinen Körper zu sammeln.

In einem Social-Media-Post las ich einmal: „JoggerInnen, die rund zwei Stunden pro Woche laufen, leben durchschnittlich drei Jahre länger als Nicht-Läufer." Ein Kommentar dazu lautete: „Naja, das mag ja stimmen, aber dafür muss ich dann auch zwei Stunden pro Woche joggen gehen." Das zeigt eindrücklich, wie wir Sport und gesundheitsdienliches Training wahrnehmen. Als Investition. Also stehen wir oft vor den Entscheidung: für die Zukunft investieren oder das Heute genießen? Investieren heißt, dass man zunächst etwas abgeben muss, meistens Zeit oder Geld, um in der Zukunft mehr davon zu haben. In der Regel ist das mit

Einschränkungen, Mühe oder sogar Angst verknüpft: ein Tal der Tränen, durch das man erst einmal durchmuss, um am Ende Erfolg zu haben. Das kann je nach Länge des Tals ein wirklich schwieriges Unterfangen werden. Und mit der Größe des Tals wächst auch die Wahrscheinlichkeit, dass du aufgibst. Freudvolle, aus unserem Inneren kommende, intrinsische Motivation hingegen können wir vor allem dann erleben, wenn wir uns vom Gedanken der Investition befreien.

WERTVOLLE MOMENTE STATT INVESTITIONEN

Auch die Frage „Wie oft und wie lang soll ich diese Übung machen?" erledigt sich von selbst, wenn wir aufhören, Übungen und Training als Investition zu betrachten und sie stattdessen als wertvolle Momente erleben. Meine ehrliche Antwort nach über zehn Jahren Erfahrung lautet daher: „Du wirst es herausfinden."

Wie aber können wir Übungen und Training, zu dem wir uns aufraffen müssen, in Momente verwandeln, auf die wir uns freuen? Meine Antwort: Entscheidend ist die Haltung, mit der wir den Tätigkeiten begegnen. Stelle dir einen Spaziergang vor, den du – je nach persönlicher Präferenz – mit deinen Liebsten oder allein an einem schönen, terminfreien Sonntagvormittag unternimmst. Das Wort spazieren kommt vom italienischen „spaziare" (sich räumlich ausbreiten, sich ergehen) und bezeichnet das Gehen zum „Zeitvertreib und zur Erbauung". Das Besondere bei solch einem Spaziergang ist, dass es nichts zu erreichen gibt. Du hast dich weder auf den Weg gemacht, um ein bestimmtes Zeitziel zu erreichen noch um besonders viel Spaß zu erleben. Du hast beim Spazieren keinen Druck, am Ende etwas Vorzeigbares erledigt zu haben. Der Witz ist: Du hast dich bewegt, ohne es bewusst zu merken. Denn dein Bewusstsein hat sich vermutlich mit anderen Dingen beschäftig: der Temperatur, den Geräuschen, dem Gespräch, den Farben, der Umgebung oder deinen Gedanken. Und doch hat dein Körper ordentlich etwas geleistet und dich über die Dauer des Spaziergangs bewegt.

Das ist der Zauber, wenn Bewegung kein Sport ist. Denn sportlicher Ehrgeiz zerstört diesen Zauber leider nur zu oft. Dafür reicht schon eine andere Bezeichnung.

Wird aus einem Spaziergang ein „Power Walk", kommen sofort Druck, Anstrengung und Leistung ins Spiel.

Betrachte die Übungen der Freilauf-Methode als Mini-Spaziergänge. Du brauchst dafür keine Idealbilder, keine große Vorbereitung und auch kein spezielles Outfit.

WARUM ES OHNE GROSSEN ZEH SCHWIERIG WIRD

Der große Zeh des Menschen ist im Vergleich zu allen anderen Menschenaffen nicht nur gerade, sondern auch dicker als die anderen Zehen. Er besitzt den vierfachen Durchmesser, sowohl vorne im sichtbaren Zeh als auch im Mittelfußbereich. Und wie du durch die Stabilitäts-Übung S. 36 erfahren konntest, trägt er deutlich zur Stabilität des Körpers bei, vor allem, wenn wir auf einem Bein stehen. Das ist wichtiger, als man denken könnte: Denn wenn wir Zweibeiner uns fortbewegen, gibt es immer eine Standbeinphase, in der wir nur noch auf einem Bein stehen. Der große Zeh bekommt dadurch noch mehr Bedeutung und bildet zusammen mit unserer speziellen Beckenform die wichtigste Voraussetzung für den zweibeinigen, dauerhaft aufrechten Gang. Um diesen Anforderungen gerecht zu werden, hat der große Zeh eine eigene Muskulatur zum Heben, Beugen und sogar zum seitlichen Abspreizen und Heranziehen.

Eine kleine Straße führt von Esere Village nahe dem Lake Eyasi zu einem legendären Ort der modernen Paläontologe: Laetoli. Hier im nördlichen Teil der Serengeti im Norden Tansanias wurden 1978 fossile Fußspuren von drei aufrecht gehenden Individuen der Art Australopithecus afarensis entdeckt, ausgestorbene Menschenaffen und frühe Vorfahren von uns. Sie gingen vor ungefähr 3,6 Millionen Jahren über vulkanische Asche und hinterließen dort ihre Fußabdrücke. An einer Fundstelle ist besonders der große Zeh deutlich zu erkennen, der nah am Rest des Fußes liegt und nach vorne orientiert ist. Das ist ein großer Unterschied zu früheren Menschenaffen, bei denen der große Zeh eher eine Art Daumen war, ein Greifwerkzeug, mit dem man hervorragend klettern kann. Eine der Schlussfolgerungen aus diesem und weiteren Funden ist, dass dem geraden großen Zeh eine wichtige Bedeutung für unseren aufrechten Gang zukommt.

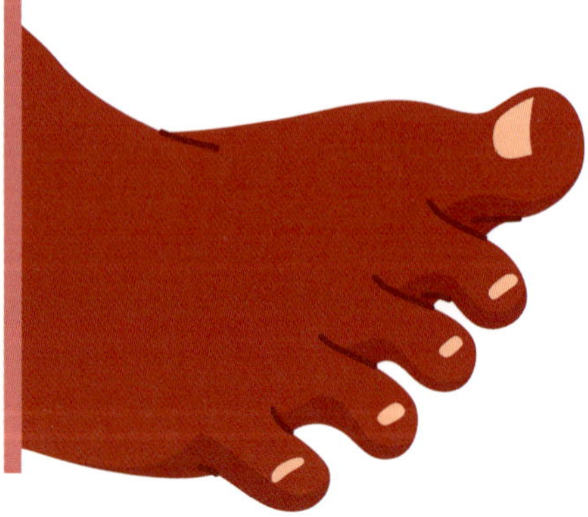

Pre-Test & Re-Test

Die Wahrnehmung ist ein sehr wichtiger Aspekt der Freilauf-Methode. Daher machen wir immer vor und nach einzelnen Übungen einen Pre-Test und einen Re-Test, sodass du die Möglichkeit bekommst, Unterschiede zu spüren. In der Regel sehen Pre-Test und Re-Test beide so aus, dass du jeweils ein paar Meter gehst und dich dabei beobachtest.

Hilfreich ist, wenn du deinen Fokus im Gehen zunächst auf die Füße, dann auf dein Becken, den Bauch und die Schultern verlagerst. Folgende Umschreibungen

lockerer · entspannter · fester · starrer
runder · unrunder · kräftiger
verkrampfter · stabiler · instabiler
leichter · schwerer · unterstützender
passiver

helfen dir, deinen Zustand einzuordnen. Gehe im Kopf während der beiden Tests diese Umschreibungen durch. Wichtig ist, dass du, während du gehst, deine Bewegung nicht aktiv steuerst. Dein Bewusstsein liegt voll und ganz auf der Beobachtung.

Übungen für die Zehen

Mit den folgenden Übungen bringst du deine großen Zehen wieder zurück in ihre ursprüngliche Funktion.

✓ Mobilisierung des großen Zehs s. S. 50
✓ Großer Zeh nach oben s. S. 50
✓ Großer Zeh nach unten s. S. 52
✓ Großen Zeh dehnen s. S. 52
✓ Großer Zeh zur Seite s. S. 54

Diese Übungen bieten dir und deinen Füßen die Möglichkeit, dich von der Anpassung deiner Füße an unterstützende Schuhe zu befreien und zu unbeschwerter Bewegung zu gelangen. Sie sind mit die wichtigsten Übungen der Freilauf-Methode. Es geht dabei weniger darum, ein Bewegungsziel zu erreichen. Dein Augenmerk sollte bei allen Varianten dieser Übungen vielmehr vor allem auf der Aktivierung einer bewussten Verbindung zwischen Gehirn und großem Zeh liegen. Alle Übungen sollten nicht im Gehen und Laufen angewendet werden. Du sollst also beispielsweise auf keinen Fall deine Zehen bei jedem Schritt bewusst anziehen. Das würde eher zu Verkrampfung als zu Lockerheit führen.

Auch deine anderen Zehen sollen nicht zu kurz kommen. Mit diesen Übungen kannst du sie in ihrer natürlichen Funktion unterstützen.

✓ Kleinen Zeh spreizen s. S. 56
✓ Die „Gecko"-Zehen s. S. 58

Mobilisierung des großen Zehs

Bevor wir die aktive Ansteuerung der Zehen angehen, setze dich auf einen Stuhl oder auf den Boden und greife die Außenkante deines linken Fußes mit der linken Hand. Mit Daumen und Zeigefinger der rechten Hand greife nun den vorderen Teil des großen Zehs. Den Daumen lege dabei am besten auf den Zehennagel.

Bewege nun den Zeh locker und ohne Widerstand nach oben und nach unten. Sollte diese Bewegung unangenehm sein, gehe so weit, wie es noch einigermaßen erträglich ist. Ein deutliches Ziehen ist okay, schmerzen sollte es aber nicht. Führe diese Mobilisation so oft durch, wie du möchtest. Beobachte dabei auch, wie weit du diese Bewegung beschwerdefrei ausführen kannst. Wechsle nun die Seite und führe die Mobilisierung mit dem zweiten großen Zeh durch.

Großer Zeh nach oben

Führe als Erstes den Pre-Test durch (s. S. 49).

Stelle dich dann mit beiden Füßen stabil und hüftbreit auf einen harten und ebenen Untergrund. Solltest du nicht sicher stehen können, kannst du dich auf einen Stuhl setzen. Mit den Knien im 90-Grad-Winkel stelle deine Füße vor dir auf, sodass alle Zehen locker auf dem Boden aufliegen. Nun hebe die beiden großen Zehen an, während die jeweils restlichen vier Zehen des Fußes auf dem Boden liegen bleiben. Halte die Position für ca. 20 Sekunden, dann lege die großen Zehen wieder ab. Führe nun den Re-Test (s. S. 49) durch.

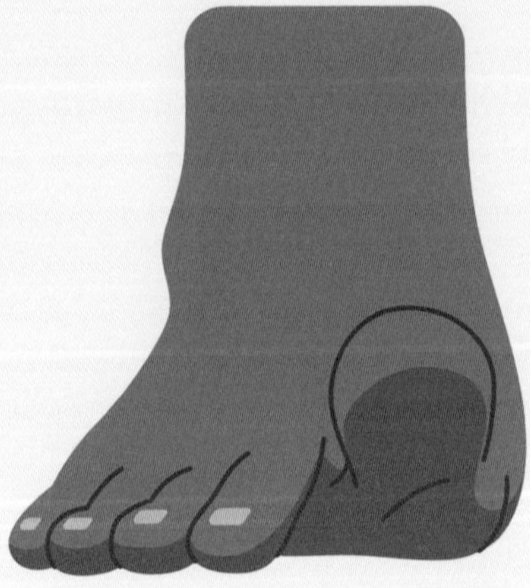

Sollte es nicht sofort klappen, können dir diese Dinge helfen:

- ✓ Probiere, ob dir die zweite Variante dieser Übung (großer Zeh nach unten) einfacher fällt. Wenn ja, konzentriere dich zunächst darauf.
- ✓ Ziehe alle Zehen zusammen langsam nach oben und setze sie langsam wieder ab.
- ✓ Konzentriere dich auf nur einen Fuß und einen Zeh.
- ✓ Schaue deinen großen Zeh „böse" an, also konzentriert und fokussiert (kein Scherz!).
- ✓ Manchen Menschen hilft ein taktiler Reiz am großen Zeh. Dafür kannst du einen Besenstiel oder anderen Stock nutzen, um deinen Zeh oben oder an der Seite leicht zu streicheln. Die Idee ist, dass du deinem Nervensystem hilfst, die motorische Steuerung des Zehs wiederzufinden. Das funktioniert allerdings nur mit einem körperfremden Reiz. Mit deinem eigenen Finger wird es nicht so gut klappen. Das wäre, als ob du versuchst, dich selbst zu kitzeln.

Auch die Position des großen Zehs spielt eine Rolle. Je näher er am oder sogar über/unter dem zweiten Zeh liegt, umso schwieriger wird das Ansteuern und Bewegen. Aber auch in diesem Fall solltest du deinem Zeh eine Chance geben. Die passive Mobilisierung kann dich ein gutes Stück weiterbringen. Selbst wenn sich der Zeh in den kommenden Tagen oder sogar Wochen nicht bewegen sollte: Mache dir keine Sorgen! Allein die motorische Vorstellung kann schon einiges im Nervensystem in Gang setzen. Sollten sich deine Zehen auch nur minimal bewegen, so darfst du gerne jeden halben Millimeter feiern!

Und falls du zu den Menschen zählst, für die es bei der Ausführung der Bewegung kaum oder keine Hindernisse gibt, lohnt sich das bewusste Ansteuern trotzdem. Betrachte es wie eine Fingerübung beim Klavierspielen – auch wenn hier keine Bach-Etüde, sondern das leichte Gehen das Ziel ist.

Großer Zeh nach unten

Diese Übung ist im Grunde die Umkehrung der vorausgegangenen Übung. Anstelle des großen Zehs verlassen nun die vier kleinen Zehen den Boden, während der große Zeh liegen bleibt. Du kannst alle in der vorigen Übung erwähnten Hilfsmittel und Tricks auch auf diese Variante anwenden, zum Beispiel mit einem Besenstiel leicht über die vier kleinen Zehen streichen.

Du kannst beide Varianten schon etwas halten? Super, dann kommt noch eine Feinheit hinzu: Schau, dass dein Rückfuß (hinten an der Ferse) möglichst gerade steht. Der Fuß sollte insgesamt nicht zu weit nach außen oder innen ziehen. Außerdem sollten die Gelenke am Ballen immer Bodenkontakt haben, sodass sich wirklich nur die Zehen selbst nach oben bewegen. Führe nun den Re-Test (s. S. 49) durch.

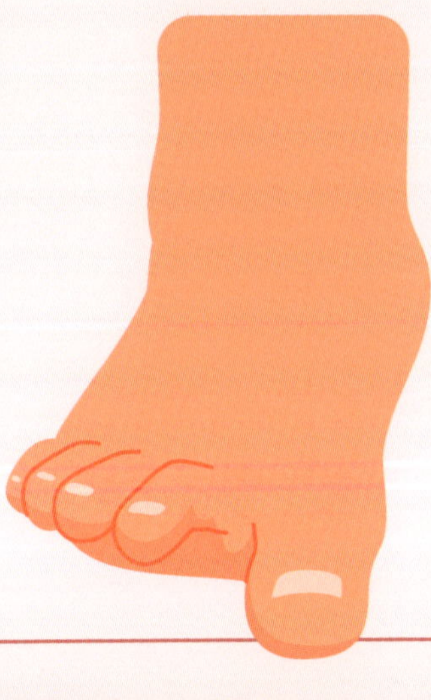

Großen Zeh dehnen

Sollten deine großen Zehen schon etwas Bewegung zulassen, kannst du den Bewegungsumfang mit dieser Übung erweitern. Das Dehnen des Zehs verbessert auch den aktiven Bewegungsradius in der bewussten und unbewussten Bewegung.

Führe den Pre-Test durch (s. S. 49). Dann stelle dich mit beiden Beinen nebeneinander auf eine dünne Matte. Solltest du nicht sicher auf einem Bein stehen können, kannst du eine Stuhllehne oder eine Wand zum Abstützen nutzen.

1.

Führe nun den rechten Fuß leicht hinter den Körper und setze nur das vordere Glied des großen Zehs auf die Matte auf. Die kleinen Zehen strecke nach vorne. Nun ziehe den Fuß locker nach vorne, sodass der große Zeh einknickt. Es darf ruhig etwas Spannung auf die Vorderseite des großen Zehs kommen. Halte die Position für einige Sekunden, gerne auch etwas länger. Sollte dein Fuß krampfen, löse die Position sofort und schüttele den Fuß aus. Bei diesen ungewohnten Haltungen treten häufig Verkrampfungen auf. Nach ein paar Mal

ÜBUNG

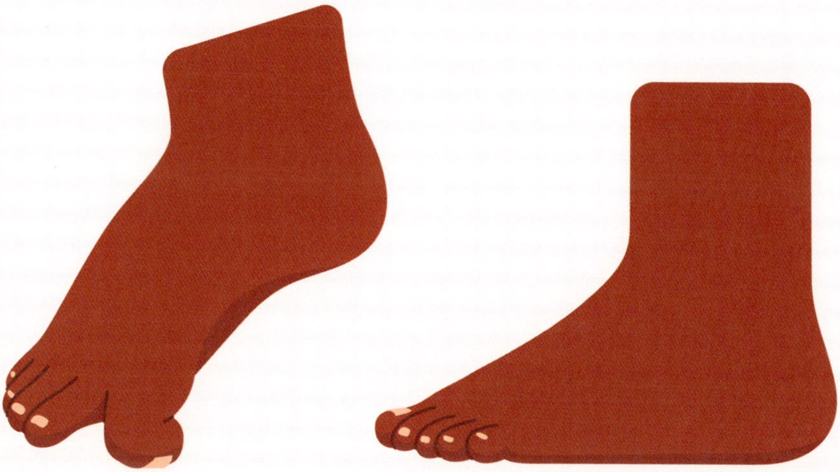

1.

ausprobieren sollte das seltener vorkommen. Wechsle nun die Seite und bringe so den linken großen Zeh in die gebeugte Dehnung.

2.

Nachdem du die gebeugte Dehnung absolviert hast, kannst du dich an die gestreckte Dehnung des großen Zehs wagen. Auch hierfür führe einen Fuß hinter deinen Körper und setze mit dem großen Zeh auf. Nun ziehe die kleinen Zehen zum Fuß und drücke den gesamten Fuß leicht nach hinten weg. Der große Zeh bleibt an seinem Punkt stehen und wird somit in seiner Bewegung nach oben gedehnt. Halte auch diese Position für einige Sekunden oder mehr, bis du einen deutlichen Dehnungsreiz spürst.

2.

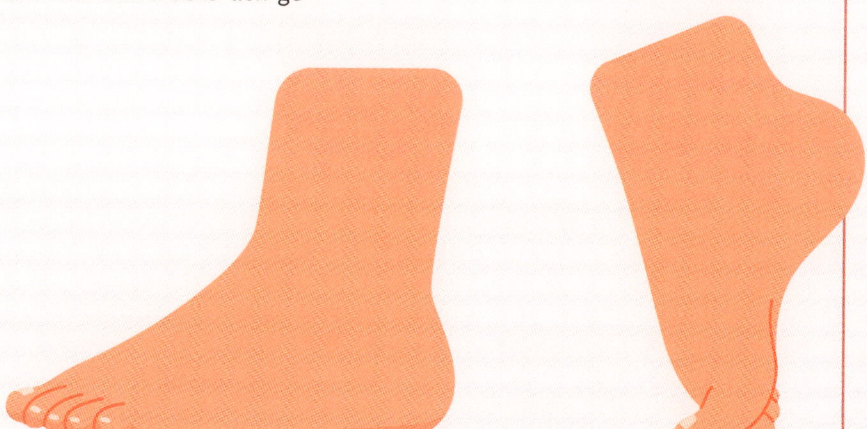

Großer Zeh zur Seite

Für die folgenden zwei Übungen benötigst du ein elastisches Band mit einem Durchmesser von ca. 10 cm. In der Vergangenheit haben sich Theraband oder ähnliche Fitnessbänder dafür bewährt.

1.

Führe den Pre-Test durch (s. S. 49). Dann stelle dich hin, beide Füße direkt nebeneinander. Lege den Loop um die beiden großen Zehen. Nun bringe den Loop auf Spannung, indem du deine Füße etwas auseinander bewegst. Der Loop sollte so viel Zug auf deine Zehen bringen, dass sie von der Fußmitte weggezogen werden. Musst du deine Füße weiter als hüftbreit auseinanderstellen, um Zug auf die Zehen zu bringen, brauchst du einen kleineren Loop. Ziehe nun beide großen Zehen nach oben. Die kleinen Zehen bleiben nach Möglichkeit wieder auf dem Boden stehen.

Halte die Position für einen Moment. Dann setze die großen Zehen so langsam wie du nur kannst Richtung Boden ab. Fokussiere deine Aufmerksamkeit dabei darauf, dass du die Zehen zur Seite loslässt und sie nur von dem Gummiband nach außen gezogen werden. Ziel ist, dass sich die großen Zehen in der Abwärtsbewegung vom zweiten Zeh entfernen. Egal ob eine deutliche Lücke entsteht oder ob sie noch eng nebeneinander liegen. Die Richtung gibt das Gummiband vor.

2.

Am Boden angekommen, drücke beide großen Zehen etwas in den Boden. Sie sollten auch nicht zu weit vom zweiten Zeh abgespreizt werden. Ideal ist, wenn sie in der Verlängerung des ersten Mittelfußknochens liegen. Diesen kannst du in der Regel gut an der Innenseite des Fußes ertasten. Er führt vom großen Zeh rauf zum Spann und bildet den vorderen Teil des Längsgewölbes. Über ihm liegt die lange Sehne des großen Zehs, die du sehen kannst, wenn du den großen Zeh hochziehst. Führe diese Übung ungefähr drei- bis fünfmal durch.

Jetzt kommt der Re-Test (s. S. 49). Kannst du deine großen Zehen vielleicht in der Gehbewegung wahrnehmen? Hat sich etwas verändert? Wie fühlt sich dein Gang an? Hat sich hier etwas verändert?

ÜBUNG

Bei den meisten Menschen haben sich die großen Zehen den zweiten Zehen angenähert, eine Anpassung an unsere modernen Schuhformen. Das Gummiband hilft, die traute Zweisamkeit aufzuheben und den großen Zeh in seine natürliche Position zurückzuführen. Auch wenn diese Übung den großen Zeh deutlich beweglicher machen kann und in Folge die Stabilität des Fußes verbessert, ist es wünschenswert, dass er auch ohne die Unterstützung des Loops in diese Position kommt. Nach jeder Runde mit dem Loop lege daher das Band zur Seite und wiederhole die Übung allein mit der Kraft deiner Bewegungsvorstellung. Dabei spielt es keine Rolle, ob der Zeh so weit rauskommt wie mit Loop. Führe ihn einfach mit deiner Vorstellung in der Bewegung zum Boden weit weg vom zweiten Zeh.

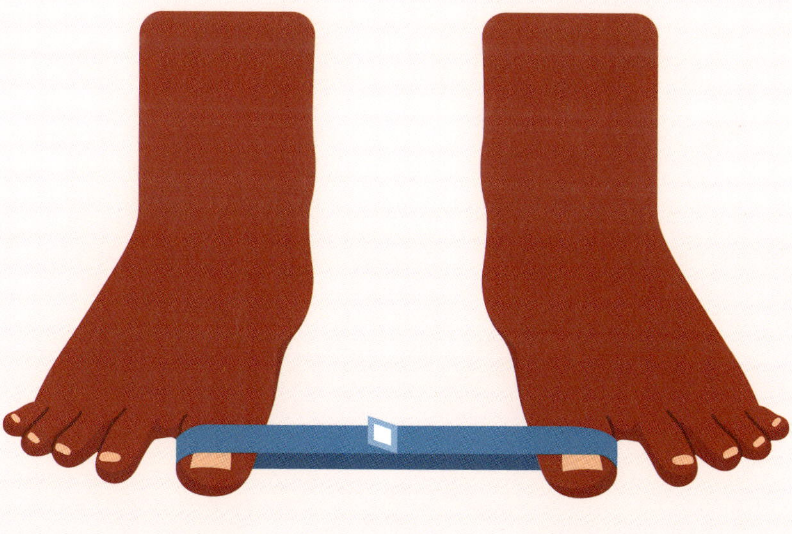

Kleinen Zeh spreizen

Nicht nur der große Zeh hat eine seitliche Muskulatur. Auch der fünfte im Bunde, der kleine Zeh, hat zumindest einen Muskel an der Fußaußenkante, der ihn nach außen ziehen kann. Setze dich im Langsitz auf den Boden und schaue, ob du deine kleinen Zehen abspreizen kannst. Wenn ja: spitze! Trotzdem ist es gut, wenn du diese Fähigkeit immer wieder schulst, damit du sie nicht verlierst. Das geht zum Beispiel wunderbar beim Fernsehen auf der Couch.

1.

Bei deinen kleinen Zehen tut sich gar nichts? Das ist nicht schlimm und vollkommen normal! Auch hier kann das schon erprobte Mittel des bösen Blickes helfen. Nimm dir zunächst eine Seite vor und richte deinen Blick auf den fünften Zeh, als würdest du ihn mit deinen Augen vom vierten Zeh wegziehen können. Bewegungsvorstellungen können wirklich sehr hilfreich sein. Wenn der Zeh auch nur ein wenig zuckt, hast du es geschafft. Du hast den richtigen Muskel gefunden. Die Verbindung ist hergestellt, auch wenn sie noch recht störanfällig ist.

Auch hier kann ein Besenstil oder Ähnliches gute Dienste leisten. Streichele den kleinen Zeh ganz behutsam an seiner Außenseite und zeige ihm auf diese Weise, wo er hinsoll. Zuckt er? Perfekt! Wechsle gerne zwischen beiden Füßen hin und her, damit das Nervensystem eine kleine Pause bekommt, um die neuen Verbindungen kennenzulernen.

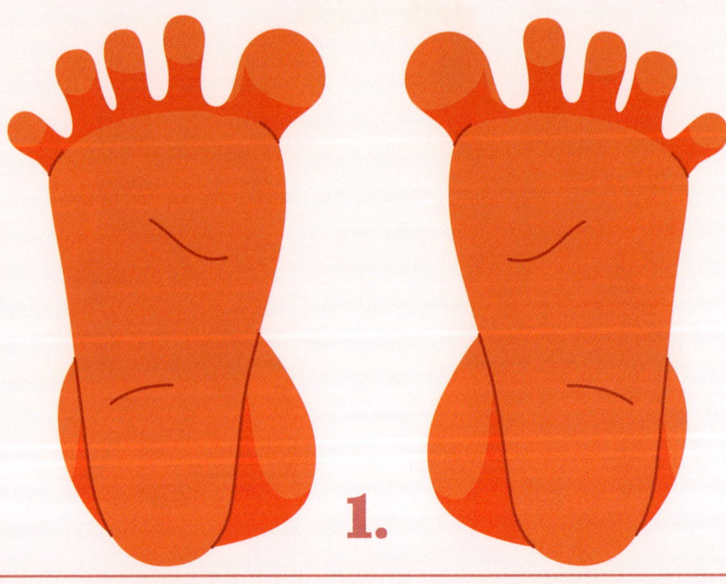

1.

Als nächsten Schritt spreize nun – weiterhin im Langsitz – jeweils den kleinen und den großen Zeh ab, also den ersten und den fünften. Auch hier gilt wieder: Jedes Zucken, jeder Millimeter zählt und ist ein toller Erfolg. Sollte bei dir mehr möglich und vielleicht sogar schon ein richtiges Auffächern der Zehen zu sehen sein: umso schöner!

2.

Zum Abschluss dieser Einheit stelle dich wieder gerade hin und drücke den großen Zeh eines Fußes in den Boden, während du den Rest des Fußes leicht anhebst. Nur der große Zeh hat noch Bodenkontakt. Schiebe den gesamten Fuß bzw. das Bein leicht nach außen, sodass der große Zeh seitlich gespreizt wird. Nun spreize zusätzlich den kleinen Zeh ab. Dieser zieht die anderen kleinen Zehen mit. In dieser maximal gespreizten Position setze alle Zehen auf. Der Rest des Fußes folgt. Dein Fuß steht nun mit einem maximal breiten Vorfuß auf dem Boden.

Führe dasselbe mit dem anderen Fuß durch, damit du beide Füße in diese aufgespreizte Haltung bringst. Um das Ganze noch mit ein bisschen Krafttraining zu erweitern, ziehe nun die Ferse hoch in den Ballenstand. Halte dich dabei ruhig an einem Stuhl oder einer Wand fest. Halte den Ballenstand für einige Sekunden, dann setze die Fersen langsam auf den Boden zurück. Wiederhole den Ballenstand mit den gespreizten Zehen einige Mal, bis du die Anstrengung deutlich spürst.

Sollten deine großen Zehen ihre gespreizte Position nicht allein halten können, kannst du auch das Gummiband zur Hilfe nehmen, lege es wieder um beide Zehen.

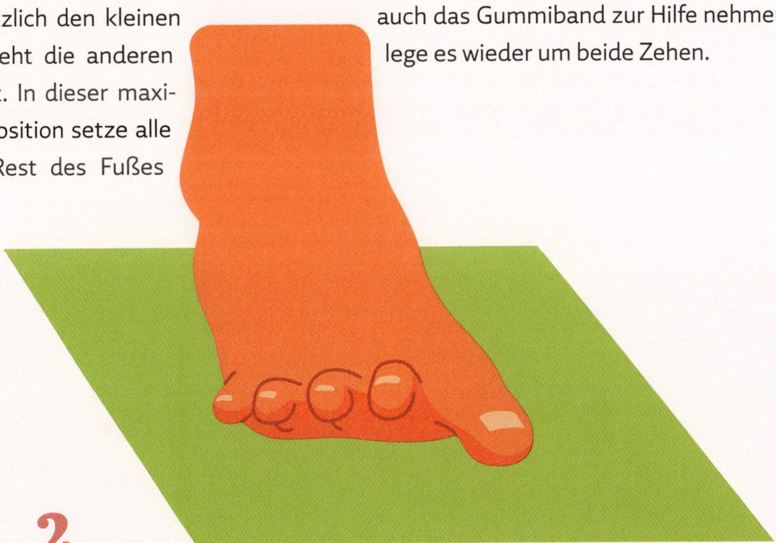

2.

Die „Gecko"-Zehen

Die Zehen Nummer zwei bis vier haben eine besondere Fähigkeit. Sie können sich an den Boden saugen. Okay, du wirst nach dieser Übung nicht die Wände deiner Wohnung hochkrabbeln können, aber du sorgst für geschmeidige kleine Zehen, die flexibel auf den Untergrund reagieren können und zusätzlich den Fußballen entlasten. Ganz nebenbei ist das meiner Erfahrung nach die effektivste Übung gegen Krallen und Hammerzehen. Werden die kleinen Zehen in zu engen Schuhen zusammengeschoben, passen sie sich an eine krallenhafte Haltung an. Mit der „Gecko"-Position bringen wir sie in die entgegensetzte Richtung.

Diese Übung kannst du nach Belieben im Stehen oder im Sitzen auf einem Stuhl durchführen. Beide Füße setze voll auf den Boden auf. Nun ziehe deine kleinen Zehen nach hinten Richtung Rückfuß. Die Kuppen der Zehen bleiben dabei am Boden stehen. Ob deine Zehen schon in die gemeinte Position kommen, erkennst du deutlich an einer Rille, die sich auf dem Zehenrücken abzeichnet. Wir haben dafür das Wort „annapfen" kreiert. Es trifft das Gefühl ganz gut. Sollte keine deiner Zehen diese Position erreichen, gibt es auch hier Hilfestellungen.

Erhöhe deinen Fußballen zum Beispiel mit einem gerollten Handtuch um ca. 1 cm. Lasse deine Zehen von der Erhöhung vorne auf den Boden fallen. Wenn die Zehenkuppen vollen Bodenkontakt haben, kannst du die Übungen wie gerade erklärt ausführen. Die Erhöhung erleichtert eventuell das „Annapfen".

Du kannst auch einfach deine Finger zur Hilfe nehmen, um deinen Zehen in die Gecko-Stellung zu verhelfen. Greife dazu die Kuppe eines Zehs mit Daumen und Zeigefinger und schiebe den Zeh nach hinten zum Fuß. Du kannst auch die Zehen nach unten drücken.

Wenn es deinen Zehen möglich ist, aus der Krallenhaltung eine gestreckte, gerade Position einzunehmen, oder sie sogar die beschriebene Rille bekommen, halte die Position einige Sekunden. Je öfter du deine Zehen in die Gecko-Stellung bringst und diese hältst, umso weicher und flexibler werden sie mit der Zeit.

Sollten deine Zehen eine sehr stark ausgeprägte Krallenhaltung haben und nur wenig beweglich sein, hilft am Anfang ein Ausstreichen der Zehen mit den Fingern. Dazu setze dich so hin, dass du deinen Fuß gut mit der gegenüberliegenden Hand erreichst. Lege nun den Daumen oben auf den zu behandelnden Zeh. Den Zeigefinger halte von unten dagegen. Nun streiche mit ordentlich Druck den Zeh von hinten bis vorne durch. Biege den Zeh gerade und nach Möglichkeit die Kuppe des Zehs sogar etwas nach oben.

Wenn deine Zehen schon einigermaßen leicht in Gecko-Position annapfen, dann kannst du dich in die Skiflieger-Position begeben, um die dehnende Wirkung zu verstärken. Dazu stelle dich mit beiden Füßen nebeneinander hin und lehne dich nur aus dem Sprunggelenk nach vorne. Der Rest des Oberkörpers bleibt in einer Linie. Dadurch wird der Zug der hinteren Muskelkette erhöht. Wenn du die Spannung deutlich spürst, halte die Position noch einige Sekunden und löse sie dann wieder auf.

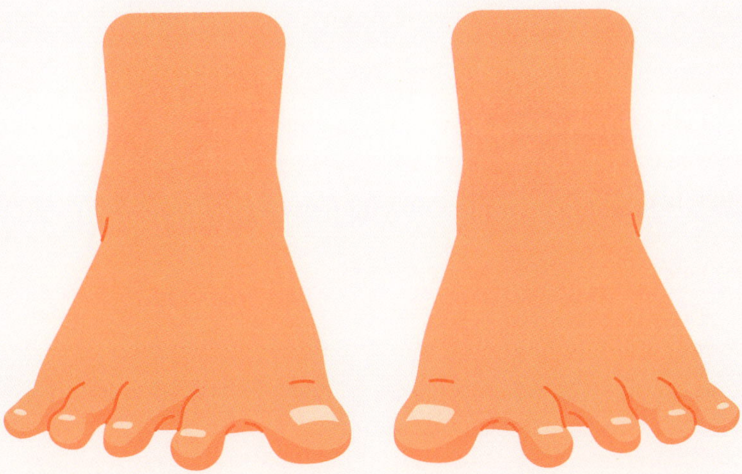

Einbeinstand

Stelle dich vor einen Spiegel und hebe ein Bein leicht nach hinten an. Es gibt zwei Möglichkeiten, die fehlende Stabilität auszugleichen. Meiner Beobachtung nach ziehen schätzungsweise 80 % der Menschen das Becken auf der Seite hoch, auf der sie das Bein heben (Abbildung links). Gehörst du dazu? Indem du das tust, verlagerst du deinen Oberkörper auch auf die Standbeinseite, allerdings muss diese Position mit vermehrter Muskelkraft gehalten werden.

Alternativ kannst du beim Heben des Beines dein Becken in der Horizontalen, ohne es zu kippen, einfach zur Seite des Standbeins hinüberschieben. Damit bringst du über die diagonale Beinachse den Oberkörper in einer geraden Position über deinen Fuß (Abbildung rechts).

Um dein Becken in diese Position zu schieben, musst du deine Rumpf- und Beckenmuskulatur auf der Standbeinseite entspannen. Vielen Menschen fällt aber gerade das schwer, da eine Anpassung durch Sportarten wie Fußball, Tennis, Handball und Volleyball die Spannung in diesem Bereich erhöht. Auch im Laufsport findet man viele Übungen, die genau diese Region stärken sollen, um mehr Stabilität beim Laufen zu haben.

Langes Sitzen oder anhaltende gebeugte Haltungen können ebenfalls dazu führen, dass der Beckenshift, wie wir ihn auch nennen, erschwert wird. Männern fällt es meist noch etwas schwerer als Frauen. Was bei Männern gerne als „hüftsteif“ bezeichnet wird, ist meiner Vermutung nach subjektiv ein Ausdruck von Männlichkeit. Denn ein weicher Gang oder Stand ist in der Wahrnehmung vieler ein weibliches Attribut. Männer wollen oder müssen dagegen hart sein. Das wird dann auch im Stand und Gang nach außen sichtbar. Aber keine Angst, Jungs – mit dieser Übung bekommt ihr nicht den Hüftschwung eines Topmodels. Es geht hier „nur“ um Leichtigkeit und Effizienz.

Kennst du Bilder von afrikanischen Frauen, die enorme Lasten auf ihrem Kopf transportieren und das über lange Strecken? Mit einer Leichtigkeit, als würden sie einen lockeren Spaziergang machen. Haben sie das lange geübt? Ganz sicher. Eine biomechanische Untersuchung (3) ihres Gangs zeigt, dass sie sich genau dieses Beckenshifts bedienen. Der Bewegungsausgleich und die Stabilisierung finden vor allem in der Rotation des Beckens im Zusammenspiel mit einem lockeren Armschwung statt. Dadurch bleiben die Wirbelsäule und der Kopf ruhig und die Last liegt sicher auf dem Kopf. Das reduziert die Notwendigkeit eines aktiven Balancierens und macht das Tragen sehr viel einfacher.

Wenn es bei dir „Klick“ gemacht hat und du den Unterschied erspüren konntest, kannst du den

Einbeinstand mit Beckenshift in deinen Alltag integrieren. Egal wo du gerade stehst, an der Haltestelle, beim Kochen oder am Stehtisch, du kannst dich immer wieder mit der diagonalen Beinachse auf ein Bein stellen. Nach dem SAID-Prinzip passt du dich immer mehr an diese ökonomische Haltung an und schulst damit deine Haltung für das Gehen und Laufen.

Ein schöner Nebeneffekt einer diagonalen Beinachse ist, dass der Standfuß schön gleichmäßig belastet wird. Versucht man wiederum die Stabilität aus der seitlichen Muskulatur aufrechtzuhalten, wird die Fußaußenseite tendenziell mehr belastet. Es ist also auch aktives Fußtraining, besonders wenn du dann noch deinen großen Zeh mit ins Spiel bringst und ihn gerade ausrichtest.

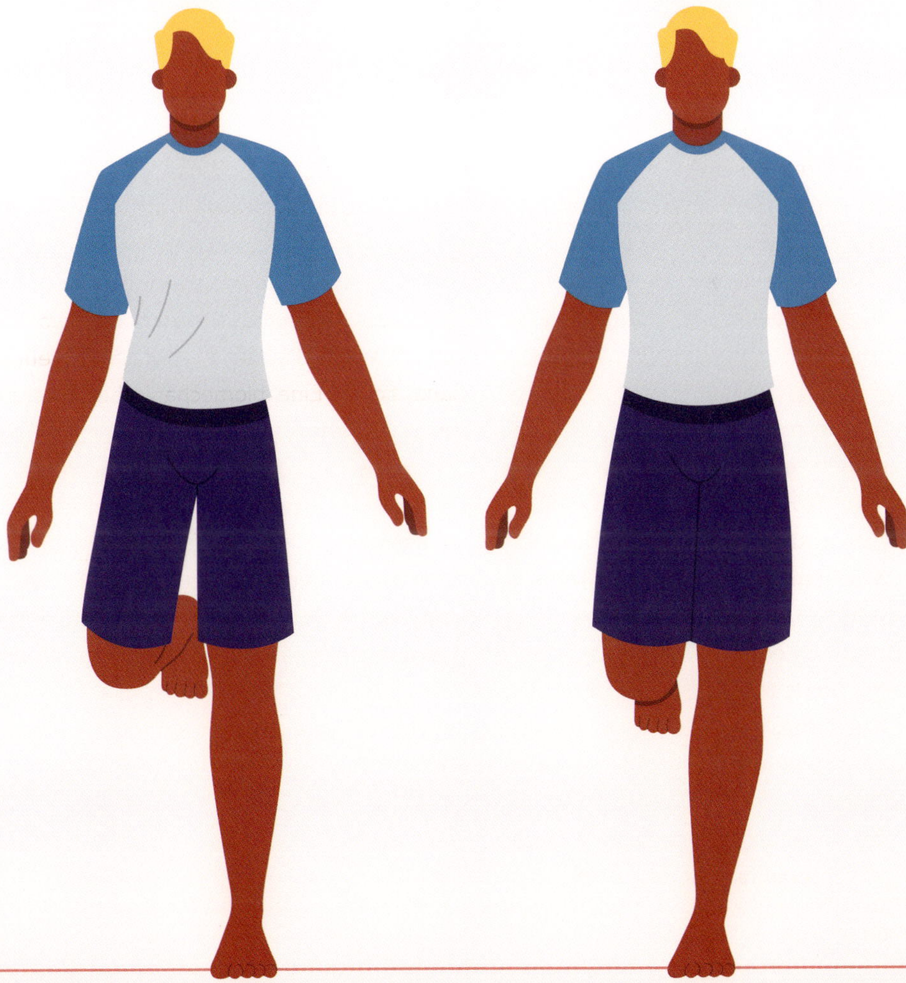

DER MENSCH IST EIGENTLICH EIN EINBEINER

Wir Menschen haben eine einzigartige Fähigkeit in der Familie der großen Menschenaffen. Du hast sie bei den Übungen dieses Buches vermutlich schon ganz selbstverständlich angewendet, ohne ihr besondere Bedeutung beizumessen. Und wenn wir eine Wanderung von 10 Kilometern machen, kommt sie ungefähr 15.000 Mal zum Einsatz. Ich meine die Fähigkeit, auf einem Bein stehen zu können. Und das über lange Zeit mit vergleichsweise geringem Energieeinsatz.

War dir klar, wie einzigartig es ist, auf einem Bein stehen zu können?

Neben dem großen Zeh und unserer s-förmigen Wirbelsäule, die maßgeblich an der Aufrichtung des Oberkörpers beteiligt ist, ist es vor allem unsere Beckenform, genauer noch die Ausrichtung unserer Hüftgelenke, denen wir diese Fähigkeit zu verdanken haben. Wir können die kleine Fläche, auf der wir im Einbeinstand stehen, so verschieben, dass sie unter unserem Körperschwerpunkt liegt. Das macht unsere gesamte Körperstatik wieder stabil, da dann alle Masse wieder übereinandergestapelt wird. Unser Becken, die diagonale Beinachse und die damit verbundene schmale Spur beim Gehen und Laufen sind wahrscheinlich ein entscheidender Selektionsfaktor für die menschliche Spezies gewesen. Denn all das macht den Gang des Menschen enorm effizient. Eine Studie aus dem Jahr 2007 (2) hat den energetischen Aufwand beim aufgerichteten Gang und beim sogenannten Knöchelgang von Schimpansen mit dem des Menschen verglichen. Das erstaunliche Ergebnis:

Der Mensch ist ein um rund 75 % effizienterer Geher als seine nahen Verwandten.

Im optischen Vergleich wirken gehende Schimpansen schwerfällig in ihrer Bewegung, was insbesondere daran liegt, dass sie die Füße weit außen aufsetzen und ihr Oberkörper zum Ausgleich auf die Standbeinseite kippen muss. Der Mensch macht es genau andersherum. Statt den Oberkörper über den Fuß zu kippen, können wir den Fuß unter den Oberkörper bringen und gewinnen dadurch viel Stabilität. Die ausgleichenden Bewegungen sind viel geringer und unser Gangbild wird dadurch ökonomischer. Genau dieses weiche, runde Gangbild haben sich viele Menschen in unserer Kultur jedoch abgewöhnt.

Die Sprunggelenke aktivieren

Die beste Übung, um deine Sprunggelenke wieder geschmeidiger zu machen, ist die tiefe Hocke. Daher gilt ganz einfach: Hocke, so viel wie du kannst, selbst wenn es nicht perfekt ist und dir einiges abverlangt. Hier ein paar Ideen, wie du dich dabei unterstützen kannst: Suche dir einen festen Halt nach vorne und halte dich beim Hocken daran fest. Das kann zum Beispiel ein Türrahmen sein. Es ist immer besser, wenn du dich nach vorne ziehst als wenn du dich nach hinten abstützt. Viele lehnen sich beim Hocken hinten an eine Wand. Dadurch werden die Sprunggelenke aber meistens eher entlastet und weniger in die Beugung trainiert. Anstelle eines festen Haltepunktes kannst du auch einfach einen Gegenstand mit beiden Armen vor dich halten. Spiele ein bisschen mit dem Gewicht und schaue, wie viel du benötigst, um hocken zu können.

Du kannst dir auch etwas unter deine beiden Fersen legen und sie damit wieder ein wenig erhöhen. Und nein, du musst dafür nicht den Profi-Hocke-Keil aus speziellem malaysischem Hocke-Kork bei HockeDirect24 bestellen. Es reichen ein paar Schuhe, ein gerolltes Handtuch oder was auch immer du so findest. Mir reichen sogar meine flachen Laufsandalen, um den Po entspannt runterzubekommen.

Die Hocke kannst du wie den Einbeinstand (s. S. 60) wunderbar in deinen Alltag integrieren. Beim Spielen mit den Kindern, zur Gartenarbeit, beim Putzen. Wenn du im Besitz eines höhenverstellbaren Schreibtischs bist, kannst du dich auch zeitweise auf deinen Schreibtischstuhl hocken.

Zeitlupengehen

In dieser Übung kommen fast alle Komponenten in einen dem Gehen ähnlichen Bewegungsablauf zusammen. Ähnlich, weil es sich hier wirklich nur um eine Übung handelt. Sobald du diese verlässt und dich im Alltag fortbewegst, solltest du wieder einfach nur gehen.

Finde heraus, bei welchem Fuß du das Gefühl hast, ihn besser steuern zu können. Diesen Fuß nenne ich von nun an den „Fokusfuß", da du dich auf ihn fokussiert. Stelle dich gerade mit beiden Füßen nebeneinander auf einen härteren, möglichst ebenen Boden. Nun setze den Fokusfuß mit der Ferse leicht vor deinem Körper auf. Klopfe mit der Ferse auf den Boden und spüre, wie hart oder weich sich das Klopfen anfühlt. Verändere nun den Winkel des Fußaufsatzes, indem du dein Knie etwas mehr oder weniger beugst und den Fuß entweder Richtung Nasenspitze hochziehst oder ihn eher flacher zum Boden hin aufsetzt.

Spiele mit den verschiedenen Aufsatzpunkten ein wenig herum und suche die Haltung, mit der dein Fuß am weichsten auf den Boden aufsetzen kann. Er wird sich tendenziell nicht hinten, Richtung Achillessehne, befinden, sondern eher unter dem Fersenbein, dort, wo das Fettpolster liegt. Das Fettpolster der Ferse kannst du auch gut mit deinen Finger erspüren. Beim Klopfen stellst du gegebenenfalls auch einen klanglichen Unterschied fest. Unter der Ferse dämpft das Fettpolster den Stoß und damit das Geräusch auch erheblich.

Setze die Ferse also an dem weichen Fußaufsatzpunkt auf den Boden und spreize als Nächstes den kleinen Zeh des Fokusfußes ab. Ich nenne das „den Blinker setzen", da der fünfte Zeh die Richtung anzeigt, in der es mit der Fußbewegung weitergeht. Wenn du den Vorfuß nun ganz langsam Richtung Boden absenkst, zieht die Abspreizung des kleinen Zehs den vorderen Fuß in eine leichte Kippung zur Außenkante, sodass der Kleinzehballen (das Fettpolster vor dem kleinen Zeh) der nächste Kontaktpunkt mit dem Boden sein wird. Halte den Fuß nun für einen Moment in dieser Position, in der kleiner Zeh, Kleinzehballen, Fußaußenkante und Ferse Bodenkontakt haben, die restlichen kleinen Zehen, der große Zeh und die Fußinnenkante aber noch in der Luft schweben.

Jetzt lege die Zehen von außen nach innen ganz langsam ab, bis nur noch der große Zeh oben steht. Dieser folgt als Letzter. Lege ihn in der Bewegung nach unten wieder weit vom zweiten Zeh in einer geraden Position ab. Jetzt liegt dein Fuß mit allen Bereichen auf dem Boden auf, die dafür „gedacht“ sind.

Als Nächstes setze deinen anderen Fuß nach vorne auf. Der Fokusfuß bleibt mit vollem Bodenkontakt hinter dem Körper stehen. Nun löse die Ferse des Fokusfußes langsam und kontrolliert vom Boden ab. Der Druck unter der Fußsohle verlagert sich zunächst zum Ballen des kleinen Zehs. Geht die Ferse noch weiter nach oben, wandert der Druck zum Ballen des großen Zehs. Wenn du die Ferse nun weiter anhebst, werden irgendwann auch die kleinen Zehen den Boden verlassen. Nur der große Zeh hat noch Kontakt zum Boden. Lege noch einmal deinen vollen Fokus auf den großen Zeh, der nun den letzten Impuls zum Boden hin gibt und den Fuß schließlich in die Luft drückt.

Nun schwingt dein Fokusfuß samt Fokusbein sanft vor den Körper und setzt wieder auf der weichsten Stelle mit der Ferse auf den Boden auf. Die gesamte Übung beginnt von vorne. Mache zehn bis zwölf Wiederholungen, bevor du die Seite wechselst und dein anderer Fuß zum Fokusfuß wird. Führe die Übung mit ihm ebenfalls zehn bis zwölf Mal durch.

Die Übung ist noch nicht zu Ende, blättere zur nächsten Seite, da geht es weiter.

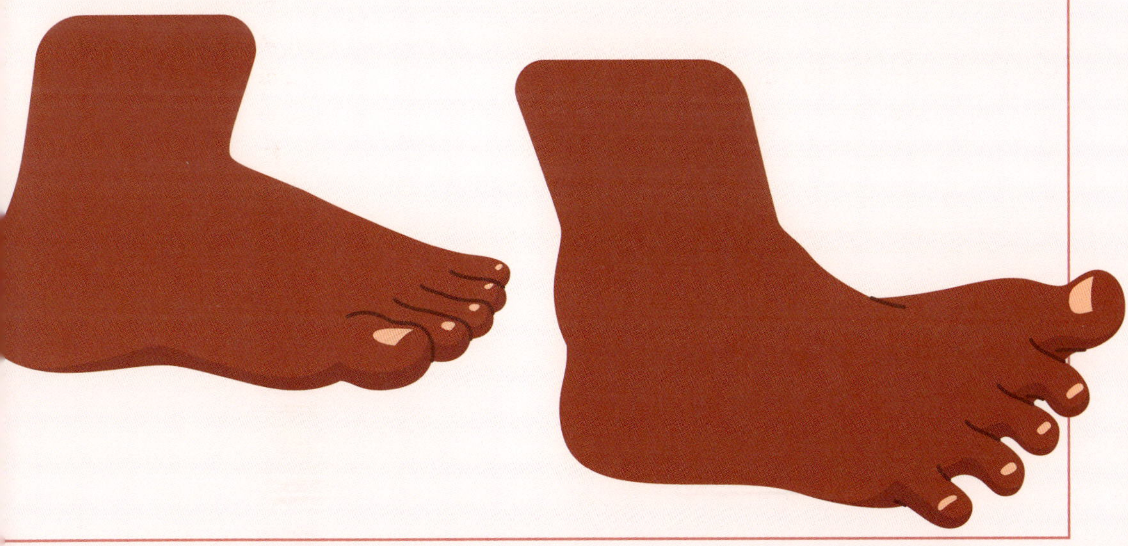

Hier geht die Übung weiter.

Mache alle Durchgänge sehr, sehr langsam. Die Übung heißt Zeitlupe und ist auch so gemeint. Sieh es als Herausforderung, sie so langsam wie irgend möglich zu absolvieren. So wie wir als Kinder auf unseren Fahrrädern versucht haben, so langsam wie möglich zu fahren, bis wir fast umgefallen sind.

Wenn du mit beiden Seiten fertig bist, kannst du als nächsten Schritt den Fokus auf beide Füße im Wechsel legen. Gehe wieder ganz langsam und kontrolliert vor und führe die Bewegungen ganz bewusst beim jeweils vorderen Fuß durch. Wenn du dich nach ein paar Metern sicher fühlst und beide Füße weich aufsetzen, ihre Zehen auffächern und der große Zeh ordentlich Druck auf den Boden gibt, erhöhst du ganz allmählich das Gangtempo. Erhöhe die Geschwindigkeit immer für ein Stück von zehn bis 20 Meter. Irgendwann wirst du an eine Temposchwelle kommen, in der eine bewusste Steuerung der Fußbewegung nicht mehr möglich ist. Das merkt man am deutlichsten bei der Kontrolle der Zehen. Taste dich an diese Schwelle heran und spiele ein wenig mit der Geschwindigkeit, sodass du deinen Fuß gerade noch unter voller Kontrolle hast.

Im letzten Schritt verlasse diese Schwelle, gehe noch einen Tick schneller und lasse deine Füße gedanklich los. Lass sie einfach machen und gib die bewusste Kontrolle ab.

Diese Übung dient vor allem dazu, deine volle Aufmerksamkeit auf deinen Fuß in der Fortbewegung zu richten. Es ist eine Art Gehmeditation, bei der du die Motorik, also die Verbindung zwischen Gehirn und Fuß, schulst. Der Bewegungsablauf ist in der Übung deutlich überzeichnet. Beim Loslassen sollten deine Füße sich entspannen, sodass ein ganz lockeres Gehen möglich ist.

MAMA, DARF ICH AUCH BARFUSS?

Herzlichen Glückwunsch! Wenn du die bisherigen Übungen gemacht hast, hast du die wichtigsten Grundkompetenzen gelernt, die deine Füße benötigen. Vielleicht hast du ein erstes Gefühl dafür bekommen, was deine Füße so alles können? Und vielleicht konntest du schon jetzt ein wenig Freiheit erleben und genießen.

Ich habe die Erfahrung gemacht, dass die größte und positivste Veränderung für die Füße mit der Veränderung des Bewusstseins einsetzt. Als Kind haben wir gesagt bekommen, dass unsere Füße auf keinen Fall kalt werden dürfen und in sichere, unterstützende Schuhe gehören. So hat sich ein Bild unserer Füße etabliert, das von Unsicherheit, Angst, Schwäche und manchmal sogar Abscheu geprägt ist. Über die Beschäftigung mit unseren Füßen verändert sich dieses Bild wieder und wir bekommen ein Gefühl für ihre einzigartige Fähigkeiten, ihr Potenzial und ihren Nutzen.

Unsere Füße sind ziemlich einzigartig und wir unterschätzen sie viel zu oft.

Wenn ich mit meiner Tochter auf den Spielplatz komme, reißen wir uns ab Mitte März sofort die Sandalen von den Füßen und spielen barfuß. Es dauert meist nicht lange, dann schauen die anderen Kinder – zumindest die zwischen drei und sechs Jahren – ihre Eltern mit großen Augen an: „Mama, darf ich auch barfuß?“ Bei genauem Hinsehen kann man dann für drei Sekunden die innere Zerrissenheit am Blick der Erziehungsberechtigten ablesen. „Ist es nicht zu kalt? Hier liegen doch überall Hundehaufen? Was, wenn sie in eine Biene tritt?“ Die Antwort ist meistens ein verhaltenes „Ähm ... joa ... aber natürlich, Finn-Noah!“

Barfuß zu sein ist ein Fest für Kinder. Ein viel größeres als Eis zu essen. Unwissenschaftlich belegt. Auf dem Spielplatz.

Ich habe keine Liste geführt. Aber wenn andere jüngere Kinder auf dem Platz sind, kommt diese Bitte an die Eltern zu ungefähr 100 %. Gehe ich mit meiner Tochter mit einem Eis in der Hand auf den Spielplatz, fragen hingegen nur schlappe 40 %, ob sie auch ein Eis haben können. An dieser hoch unwissenschaftlichen Studie kann man gut erkennen, dass barfuß zu sein ein Fest für Kinder ist, sobald es die Temperaturen zulassen.

Wenn auch du nun nach den ersten Übungen deine Füße schon ein wenig feierst – unabhängig davon, ob sich da unten schon etwas bewegt oder nicht, bist du einen großen Schritt weiter zu gesünderen Füßen und all dem Guten, das für dich daraus entstehen kann.

Der Neun-Minuten-„Fuß-Spaziergang“

Erinnerst du dich an die Idee des Spaziergangs (S. 47)? Hier bekommst du jetzt eine Idee für einen „Fuß-Spaziergang“ für zu Hause oder das Büro. Die Zeitstruktur, die ich dir vorgebe, ist einfach nur die Hilfestellung für einen sicheren Weg, auf dem du dich voll und ganz deinen Füßen widmen kannst. Stelle dir eine Uhr dazu und führe diese Routine immer vollständig durch, sooft du magst. Und vergiss nicht: Wenn du den Spaziergang beginnst, hast du schon alles erreicht. Es gibt kein Leistungsziel. Beobachte und bewundere, wozu deine Füße in der Lage sind.

- ✓ 1 Minute Gecko-Zehen s. S. 58
- ✓ 1 Minute großer Zeh rauf s. S. 50
- ✓ 1 Minute großer Zeh runter s. S. 52
- ✓ 1 Minute großen Zeh dehnen s. S. 52
- ✓ 2 Minuten großer Zeh zur Seite s. S. 54
- ✓ 1 Minute Einbeinstand mit Ballenstand s. S. 60
- ✓ 2 Minuten Zeitlupengehen s. S. 64

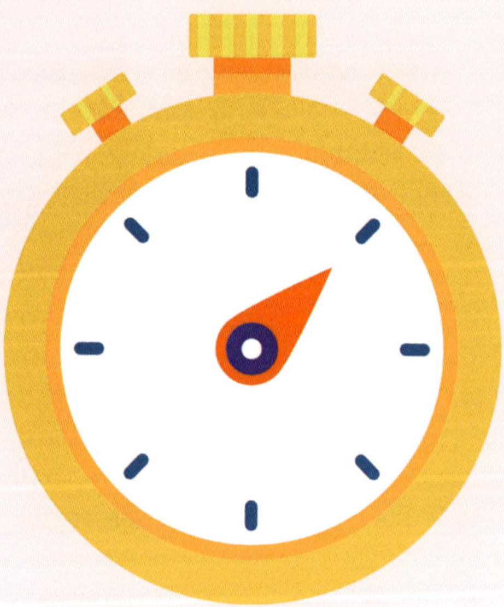

ÜBUNGEN IN DEN ALLTAG INTEGRIEREN

Je öfter du deine Füße an die freie Luft lässt, umso mehr werden diese Bewegungen für dich normal werden. Wenn ich in meinen Sandalen im Supermarkt an der Kasse stehe, fange ich automatisch an, mit meinen Zehen zu wackeln oder ich gehe in den Einbeinstand. Sitze ich auf dem Sofa, spreize ich immer wieder meine Zehen auf. Unter meinem Stehtisch liegt der Loop, den ich schnell mal um meine großen Zehen legen kann. Und wenn ich barfuß über Stock und Stein wandere, trainiere ich automatisch die Stabilität, also auch die Mobilität des gesamten Fußes einschließlich der Sprunggelenke.

Ich mache keine gezielte Fußgymnastik mehr. Mein Alltag ist Fußgymnastik.

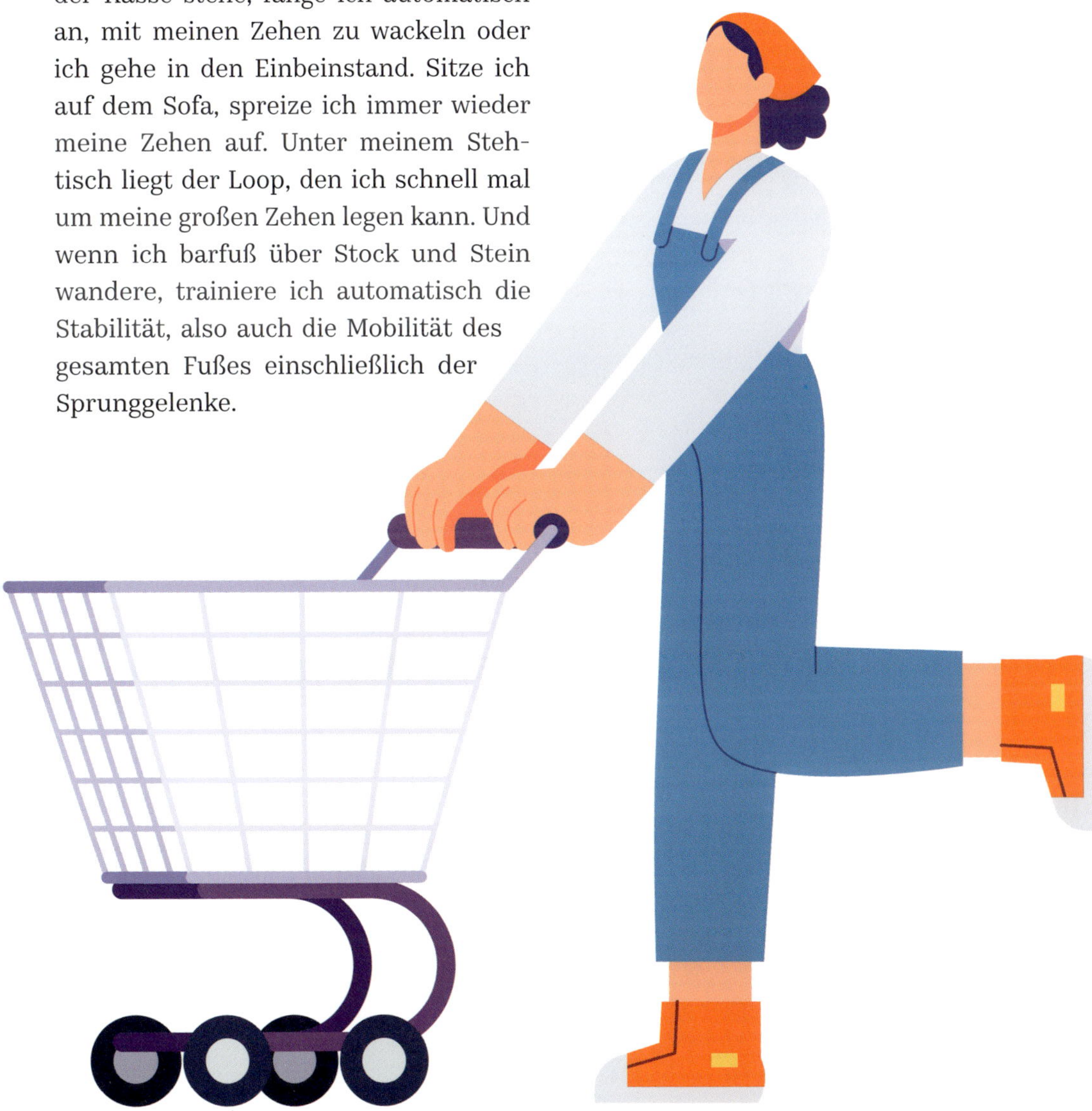

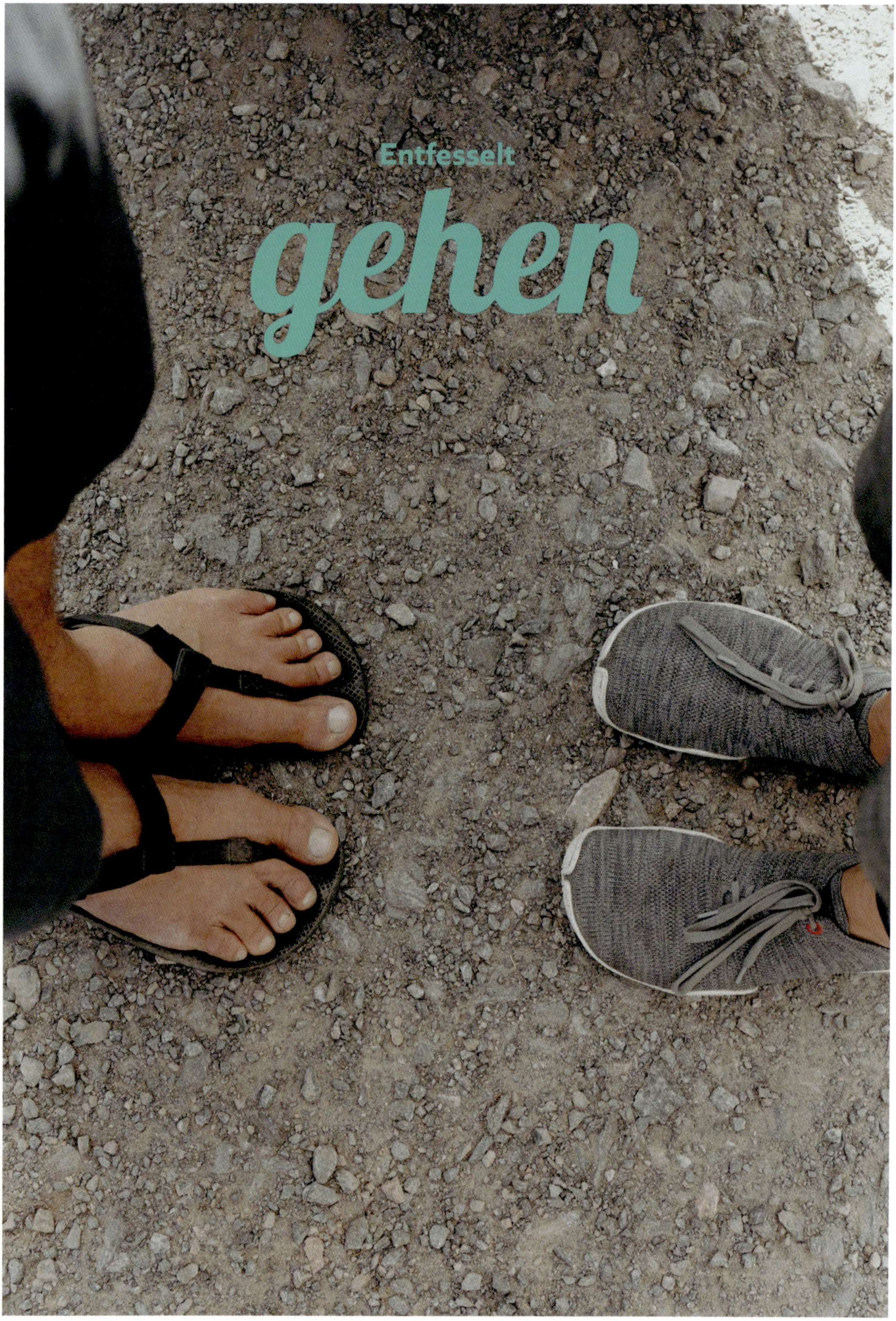

Entfesselt *gehen*

FALLGESCHICHTE

Ballen oder Ferse?

DER FALL THORSTEN

THORSTEN kam zu mir ins Coaching, da er ein halbes Jahr nach seiner Umstellung auf das Gehen in Barfußschuhen immer noch Probleme und Beschwerden hatte. In unseren alten Räumen hatte ich Blick auf den Innenhof, den meine Schülerinnen und Schüler überqueren mussten. So konnte ich einen ersten Eindruck von ihnen gewinnen, ohne dass sie sich beobachtet fühlten. Diese 20 Sekunden waren Gold wert.

Bei Thorsten hatte ich sofort eine Idee, warum es mit dem Barfußgehen nicht so recht klappte. Vor einigen Jahren machte die Idee vom sogenannten Ballengang vor allem im Internet die Runde. Es wurde behauptet, das Gehen über die Ferse sei schädlich für den Körper und das Aufsetzen mit dem Ballen sei der natürliche Gang des Menschen. Man bekam sogar in manchen Schuhgeschäften die Information, man müsse in Barfußschuhen unbedingt im Ballengang gehen. Ich habe die Idee damals ausführlich auf fundierte Belege geprüft. Das Ergebnis findest du in einem Artikel auf unserer Website www.freilauf-methode.com.

Thorsten hatte sich wegen seiner Rückenschmerzen ein Paar Barfußschuhe gekauft und sich auf YouTube informiert, wie man damit richtig geht. Um wirklich alles richtig zu machen, hatte er sogar einen Kurs gebucht, in dem man den Ballengang lernen konnte. Als er zu mir kam, war er allerdings verzweifelt. Denn auch nach einem halben Jahr verfiel er immer wieder in den „schädlichen“ Fersengang. Und neben seinen Rückenschmerzen plagte ihn jetzt auch noch ein Leiden unter der Fußsohle. Deshalb wollte er von mir als „Barfußprofi“ den Ballengang noch einmal von Grund auf lernen. Als ich ihn aus unserem Fenster den Hof überqueren sah, konnte ich regelrecht spüren, wie er sich bei jedem Schritt darauf konzentrierte, den Fuß auch sicher mit dem Ballen zuerst auf den Boden zu setzen. Es war das Gegenteil von unbeschwert.

Blätter zur nächsten Seite, da geht es weiter.

Hier geht es weiter.

Nachdem ich mir seine Geschichte angehört hatte, teilte ich ihm recht unverblümt mit, dass ich von dieser Idee recht wenig halte, insbesondere wenn sich Menschen damit so sehr abmühen. Den Stein, der bei meinen Worten von Thorstens Herzen fiel, konnte man quer über den Innenhof hören. So froh war er, dass er endlich mit dem angestrengten Ballengang aufhören konnte. Er hatte so viel Angst bekommen, etwas falsch zu machen und seinem Körper Schaden zuzufügen, dass er seinem eigenen Körpergefühl nicht mehr getraut hatte.

Es kann durchaus sein, dass es einige Zeit dauert, bis neue Bewegungsmuster die alten überschreiben. Neue Bewegungen können immer ungewohnt sein und damit auch eine gewisse Zeit brauchen, bis sie verinnerlicht sind. Monatelang einen neuen Gang zu üben, der der eigenen Intuition widerspricht, und wie ein fremdgesteuerter Roboter herumzugehen, halte ich aber für zumindest fragwürdig.

Mit Thorsten machte ich eine Übung, die ihm half, in seine Werkseinstellung zu kommen (du erinnerst dich – über die Werkseinstellung habe ich auf S. 23 geschrieben). Er konnte sich von der Idee lösen, seinen Gang bewusst steuern zu wollen, und stellte sich auf das Gehen in Barfußschuhen und barfuß ein. Siehe da: Die Frage nach dem richtigen Fußaufsatz stellte sich gar nicht mehr. Befreit von den verkopften Theorien, ging er locker und entspannt seines Weges.

Wochen später berichtete er, dass seine Fersen immer dann wieder schmerzten, wenn er nicht mehr locker gehen konnte. Bei Stress, Zeitdruck oder wenn er sich von anderen Menschen zu zu schnellem Gehen verleiten ließ, kamen seine Beschwerden zurück. Da er das aber gut wahrnehmen konnte, war es ihm auch möglich, sein Verhalten entsprechend zu verändern.

Thorsten hat seinen individuellen unbeschwerten Gang in seiner Geschwindigkeit gefunden.

SCHUHE AUS, KOPF AUS

Der Vollständigkeit halber sei mit Blick auf Thorstens Geschichte gesagt, dass es für mich beim Thema Ballengang weder Schwarz noch Weiß gibt. Die Frage, wie der Fuß aufzusetzen ist, ist vor allem kontextabhängig und nicht zuletzt auch eine des individuellen Geschmacks und Wohlergehens. Thorstens Beispiel zeigt für mich vor allem, wie das Intellektualisieren des menschlichen Ganges die Körperintuition überlagern kann. Das Resultat ist eine verklemmte, unsichere Bewegung.

Wir trauen oft unserem Verstand mehr als unserer Intuition.

Wir trauen oft unserem Verstand mehr als unserer Intuition, weil wir denken, dass rationale Kontrolle über unseren Körper besser ist, als unserer Intuition zu folgen. Kein Wunder – schließlich sind die meisten von uns zu rationalem Denken erzogen worden und halten es in allen Lebenslagen für erstrebenswert.

Die wissenschaftliche Auseinandersetzung mit dem Gang des Menschen kann zum Beispiel für den Bereich der Rehabilitation wichtige Erkenntnisse liefern. Im Alltag unter Laien führt eine rein rationale Betrachtungsweise aber allzu oft zum Verlust von Vertrauen in den eigenen Körper. Ich sehe diese Verunsicherung täglich in zahllosen Kommentaren und E-Mails. „Wie soll ich denn nun richtig gehen?" „Wie muss ich mit meinem Fuß richtig aufsetzen?" „Sollte ich barfuß gehen oder doch lieber Einlagen tragen?" „Ist das Aufsetzen mit der Ferse nicht ungesund?"

Angst ist leider auch das einfachste Verkaufsargument der Welt. Und so finden viele Übungen, Medikamente, Operationen, neuste Trainingsgeräte oder orthopädische Hilfsmittel reißenden Absatz. Ich sage nicht, dass sie nicht helfen können. Nicht zuletzt bin ich Teil dieser Branche und biete ebenfalls eine Bewegungsmethode an. Die Fülle der Heilsversprechen und Optionen ruft aber vor allem Verunsicherung hervor, auf das falsche Pferd zu setzen. Falsch zu gehen, falsch zu laufen, falsch zu sitzen, falsch in seinen Körper zu investieren, letztlich Zeit und Geld verschwendet zu haben.

Es wird beispielsweise oft argumentiert, dass es schädlich sei, barfuß oder in Schuhen mit nur dünner Dämpfung über moderne harte Böden zu gehen, weil die Stoßbelastung und der Druck auf den Fuß viel größer sind, als wenn man auf weichen Untergründen geht. Und ja, mit Untersuchungen, in denen man Menschen über Messstrecken gehen lässt, kann man diese erhöhte Belastung durch die fehlende Dämpfung bestätigen. Weiche Schuhe und weiche Böden reduzieren den punktuellen Druck und den Stoß beim Aufsetzen des

Fußes. Da übermäßiger Druck und hohe Stoßkräfte mit langfristigen Beschwerden im Bewegungsapparat assoziiert werden, raten daher viele Expertinnen und Experten vom Gehen und Laufen ohne stoßdämpfende Sohle auf harten Untergründen ab.

Wir brauchen also eine moderne Prothese unterm Fuß, um auf modernen Böden vernünftig gehen zu können? Das ist schon irgendwie paradox. Wofür gibt es denn überhaupt diese harten Böden?

Geht es immer nur darum, möglichst schnell und bequem ans Ziel zu kommen?

Wahrscheinlich hat es mit den größten Triebfedern des Fortschritts zu tun: Effizienz und Komfort. Wir wollen möglichst schnell und bequem an unser Ziel kommen. Rekorde im Lauf- oder Motorsport werden auf Asphalt gebrochen und nicht auf löchrigen Schotterpisten. Und sicher hast du schon einmal am Strand erlebt, wie viel mühsamer es ist, durch weichen, trockenen Sand zu stapfen als auf dem nassen und dadurch härteren vorne am Wasser. Auf harten, ebenen Böden können wir schneller gehen als auf weichen und unebenen. Und mit gepolsterten Schuhen können wir das ebenfalls.

Gehen ist für uns heute fast immer zweckgebunden. Wir wollen von A nach B kommen, und das so schnell wie möglich. Daher ist gehen ja auch für viele kaum noch eine Option. Da nimmt man lieber einen E-Scooter, um im nächsten Geschäft in 500 Metern Entfernung einzukaufen. In ländlichen Gegenden ist es nicht unüblich, dass Menschen, die noch gut zu Fuß sind, zum Bäcker schnell mal mit dem Auto fahren. Und das bei schönstem Wetter.

EINE FRAGE DES WIE

Die Frage, ob wir auf harten Untergründen barfuß oder mit dünnen Sohlen gut gehen können, ist meiner Meinung nach keine Grundsatzfrage, sondern eine Frage nach dem Wie.

Der Mensch hat, wie andere Tiere auch, mehrere Gangarten zur Verfügung, zwischen denen er wählen kann. Pferde zum Beispiel haben mindestens drei Gangarten: Schritt, Trab und Galopp. Wir Menschen haben mindestens zwei: Gehen und Laufen.

Neben diesen zwei Hauptgangarten sehe ich das Sprinten als einen speziellen Notfallgang an, in dem die Belastung auf den Körper und die Spannung maximal ist. Dass es sich hierbei um ein Notfallprogramm handelt, das wir zum Beispiel für eine Flucht anwenden, ist allein schon daran zu erkennen, dass es sich um eine anaerobe Aktivität handelt. Das heißt, wir aktiveren beim Sprinten fast ohne Sauerstoffverbrauch schnell alle vorhandenen Reserven, können es deshalb aber nicht lange durchhalten. Einen schnellen Sprint schaffen nur Leistungssportler über mehrere Hundert Meter.

Sprinten ist ein spezielles Notfallprogramm, das wir zum Beispiel bei einer Flucht anwenden.

Man könnte zu diesen drei Gangarten auch noch das Schleichen nehmen als Überbegriff für alle extrem langsamen gehartigen Bewegungen.

Das zweibeinige Gehen funktioniert beim Menschen wie eine Art umgedrehtes Pendel und ist dadurch sehr effizient. Beim Schleichen geht diese Schwungbewegung verloren. Dafür müssen der Körper und insbesondere die Füße viel mehr Kraft und Motorik für die Stabilisierung und das Vorankommen aufbringen. Das ist der Grund (neben der Reizüberflutung), warum ein Schaufensterbummel anstrengender sein kann als eine lange Wanderung. Warum gibt es aber nun diese Gangarten? Etwas am eigenen Körper zu erfahren ist viel einprägsamer als tausend Worte. Deshalb möchte dich an dieser Stelle wieder zu einem Selbstversuch einladen.

NICHTS WIE WEG

Es gibt Menschen, die geben Vollgas, sobald sie anfangen zu laufen. Als würde sich ihr eingebautes Getriebe automatisch von „normal" in einen „Sportmodus" schalten. Sie winkeln die Armen an und rennen los, als gebe es einen Startschuss bei einem Volkslauf. Vielleicht gehörst du auch dazu und kannst dich beim Wechsel vom Gehen ins Laufen kaum zügeln?

Ich liebe es, dieses Verhalten zu beobachten, da es uns so klar vor Augen führt, wofür Laufen in unserer Kultur steht.

Laufen ist als Sport in unseren Köpfen verankert.

Und wenn ich Sport mache, dann muss ich auch sportlich aussehen. Und wenn ich Laufsport mache, dann muss ich möglichst schnell unterwegs sein. Wenn du bei der Geschwindigkeits-Übung diesen Impuls bei dir verspürt hast, schalte bewusst in Gedanken zwei bis drei Gänge zurück.

Der Wechsel zwischen den Gangarten dient zur Anpassung von Effizienz und Belastung. Die auftretenden Kräfte werden je nach Tempo im Körper anders aufgenommen, verteilt und nutzbar gemacht. Wenn ein Pferd in die nächste Gangart „schaltet", wird es sich höchstwahrscheinlich darüber keinen Kopf machen. Bei uns Menschen sieht es da schon etwas anders aus. Wir denken viel-

Gehgeschwindigkeits-Übung

Für diese Übung benötigst du idealerweise 20 bis 40 Meter freie Bahn auf einem knallharten Untergrund, der bestenfalls frei von spitzen Steinchen oder anderen potenziellen Ärgernissen für den Fuß ist. Für einen ersten Eindruck zu Hause reicht auch der Wohnungsflur.

1.

Ziehe deine Schuhe aus und fange ganz langsam an, barfuß zu gehen. Erhöhe nun deine Geschwindigkeit nach und nach. Die letzten Meter auf deiner Teststrecke beschleunige auf deine persönliche Maximalgeschwindigkeit, die du gerade noch so aushalten kannst. Du kannst dir zu Beginn vorstellen, du würdest an einem schönen Strand dem Sonnengang entgegenwandeln. Um die nächste Tempostufe zu finden, hilft das Bild einer geschäftigen Innenstadt, in der du zügig von einem Geschäft zum nächsten kommen willst. Für deine maximale Gehgeschwindigkeit stelle dir vor, dass du auf einem großen Bahnhof binnen weniger Minuten deinen Anschlusszug erwischen musst, der dich zu einem extrem wichtigen Termin bringt. Um den Druck noch etwas zu erhöhen, sagen wir, es ist der letzte Zug, der an diesem Tag fährt.

Beobachte bei allen Geschwindigkeitsstufen deine Füßen, dein Becken, deinen unteren und oberen Rücken sowie die Nacken- und Schulterpartie. Sogar bei deinem Kiefer könnte sich etwas bei der höheren Schrittgeschwindigkeit ändern. Halte die Maximalgeschwindigkeit ruhig für einige Sekunden. Wiederhole alle Stufen einige Male, um einen genaueren Eindruck zu bekommen.

Was hast du mit erhöhtem Tempo wahrgenommen? Einen stärkeren Stoß? Versteifung? Mehr Anspannung oder mehr Entspannung? Wurde dein Körper fester oder weicher? Gab es Missempfinden? Wurde es irgendwo unangenehm oder belastend? Schreib es auf.

....

....

....

....

....

....

....

ÜBUNG

Schätzungsweise 90 % meiner Schülerinnen und Schüler melden mir zurück, dass das schnellere Gehen für ordentlich Anspannung im gesamten Körper sorgt. Sie merken Verspannungen und Beschwerden in den Füßen, im unteren Rücken, in den Schultern oder sie spüren sogar, wie ihr Kiefer verkrampft.

2.

Machen wir einen weiteren Durchgang dieser Übung. Gehe wieder so schnell du kannst barfuß auf dem harten Untergrund. Wenn du deine maximale Gehgeschwindigkeit erreicht hast, halte diese wieder für einige Sekunden. Danach darfst du in einen leichten, lockeren Trab wechseln, ohne dabei schneller zu werden. Wechsele also vom Gehen ins Laufen. Mache dir dabei keine Gedanken um deinen Laufstil. Und hab keine Angst, auch wenn du noch nie barfuß gelaufen bist: Bei ein paar achtsamen Metern leichtem „Jöggeln“ ist die Verletzungsgefahr äußerst gering.

Vermutlich wirst du den Wechsel vom schnellen Gehen ins langsame Laufen als lösend empfinden. Die Spannung des angestrengten Gehens löst sich beim lockeren Laufen in Wohlgefallen auf. Dass Laufen lockerer und leichter sein kann als Gehen, ist für viele ein regelrechter Paradigmenwechsel. Denn der vorherrschende Glaube besagt, dass Joggen belastender für den Bewegungsapparat ist als Gehen. Und? Hast du etwas anders erlebt als im ersten Durchgang?

Die Übung ist noch nicht zu Ende, blättere zur nächsten Seite, da geht es weiter.

Hier geht die Übung weiter.

3.

Lass uns noch einen letzten Versuchsdurchgang machen, in dem du dich auf die Suche nach der sogenannten Translationsgeschwindigkeit begibst. Das ist jener enge Geschwindigkeitsbereich, in dem Laufen physiologischer wird als Gehen. Einfacher ausgedrückt: Laufen fühlt sich ab diesem Bereich unbeschwerter und entspannter an als Gehen. Nachdem du vom Gehen ins Laufen gewechselt bist, empfehle ich dir sogar, deine Geschwindigkeit wieder einen kleinen Gang zurückzunehmen, um das sanfte, lockere Traben besser zu erleben. So kannst du am besten herausfinden, was die Translationsgeschwindigkeit für dich ist. Notier dir auch hier gern wie sich das angefühlt hat. Das kann dir nur helfen.

....

....

....

....

....

....

leicht nicht bewusst darüber nach, ob wir gehen oder laufen sollten, verhindern in der Öffentlichkeit den Wechsel ins Laufen aber oft aufgrund von Scham, Angst vor zu emotionalem Ausdruck oder Ähnlichem. Im Gegensatz dazu ist schnelles Gehen in unserer Kultur positiv konnotiert. Wer schnell geht, zeigt, dass er relevant ist (Zeitdruck, viele Termine). Wer schnell geht, betont seine Vitalität. Wer schnell geht, ist stark. Schnell zu Fuß zu sein ist ein Statussymbol, das sich meiner Beobachtung nach durch viele Gesellschaftsschichten zieht.

Schnell zu Fuß zu sein ist ein Statussymbol.

Als ich zum ersten Mal mit meiner neugeborenen Tochter vor der Brust durch einen Park in meiner damaligen Heimat Düsseldorf spazierte und die Zeit der Entschleunigung draußen genoss, vernahm ich hinter mir eine Frauenstimme. Obwohl sie noch weit weg schien, vernahm ich die Kraft und Lautheit ihrer Stimme. Sie näherte sich schnell, mir war klar, dass sie nur auf dem Rad oder einem E-Scooter unterwegs sein konnte. Schließlich zog sie an mir vorbei. Zu meinem Erstaunen ohne Vehikel unter sich. Sie ging zu Fuß. Und zwar schnell. Äußerst schnell. Und ebenfalls mit Kind im Tragetuch. Den Kaffeebecher in der einen und das Telefon in der anderen Hand. Sie telefonierte lauthals und legte dabei eine Schrittgeschwindigkeit vor, in der ich joggend schon meine Komfortzone hätte verlassen müssen. Da sie in schicker Straßenkleidung unterwegs war, machte sie wohl auch nicht bewusst Sport.

Diese Mutter überholte mich in den kommenden Wochen fast täglich. Und nicht nur sie. Nach und nach fiel mir auf, dass alle Menschen in diesem Park wesentlich schneller unterwegs waren als ich. Von spazieren (gemächlich und ohne bestimmtes Ziel gehen) konnte keine Rede sein. Dieses Schauspiel glich eher einer leichten Massenpanik. Als müssten diese Menschen fliehen und möglichst schnell weg. Allerdings flohen sie im Kreis. Manche sogar mehrfach hintereinander. Da ich damals die Zeit mit meiner Tochter sehr intensiv genoss und mir viel Zeit für uns nahm, fiel mir das spektakuläre Tempo meiner Mitspazierenden besonders auf.

Schnelles Gehen zeigt eben auch an, wie gehetzt und getrieben man ist. Und das muss gar kein Renntempo sein. Mir fällt fast täglich auf, wie schnell die Menschen durch unsere Welt gehen. Ich kann da in der Regel nicht mehr mithalten. Dafür verantwortlich ist vor allem meine erhöhte Achtsamkeit meinem Körper gegenüber. Ich spüre sofort, wenn die Schwelle erreicht wird, wenn sich Füße, Becken, Nacken und Schulter anfangen zu verspannen.

DER POWERKNOPF

Gehen dient für viele Menschen nur noch dem Zweck, von A nach B zu gelangen.

Wer schnell geht, ist gedanklich im Ziel und nicht im Jetzt.

Wer nur noch schnell geht, gesteht sich die Langsamkeit nicht mehr zu. Und unterdrückt möglicherweise den Wechseln ins Laufen und damit die natürlichen Signale seines Körpers. Ähnlich wie beim Laufen drücken viele Menschen den Powerknopf, sobald sie anfangen, etwas länger zu gehen.

Wie wir gleich in einer praktischen Übung sehen werden, spielt unserer Atmung dabei eine entscheidende Rolle. Anspannung verändert die Atmung und die Atmung beeinflusst den Gang. Ein völlig verkrampftes und hartes Gangmuster ist die Folge.

Ein harter, starrer Ast bricht eher als ein weicher, flexibler. Wer also schonend und unbeschwert gehen will, sollte sich Langsamkeit und Weichheit zugestehen.

> Diese zwei Faktoren sind die Basis für schonendes und befreites Gehen:
> 1. Entschleunigung
> 2. Weichheit

Schnelles Gehen hat noch eine Funktion für den modernen Menschen. Wenn wir ihm einen Namen geben, die entsprechende Kleidung tragen und eine besonders kräftige Bewegung ausführen, dann nennen wir das Sport. Die Sportart heißt dann Walken oder Nordic-Walking. Es wird anstelle von Laufen betrieben, meist als vermeintlich schonendere Alternative zum Joggen, die den Körper, insbesondere die Gelenke, nicht zu sehr belastet und doch etwas kardiovaskuläres Training an der frischen Luft bringt.

Dass die Stoßbelastung beim schnelleren Gehen nicht wirklich geringer ist als beim Laufen in derselben Geschwindigkeit, zeigt schon eine Untersuchung aus dem Jahr 1989 (4), in der man die auf den Körper wirkenden Kräfte beim Gehen und Laufen maß und verglich.

Das erstaunliche Ergebnis war, dass die Stoßkräfte beim Aufsetzen der Füße im Gehen zwischen 3,5 und 9 km/h größer waren, als wenn die Teilnehmenden in derselben Geschwindigkeit liefen. Wie wir bei unserer Gehgeschwindigkeits-Übung (S. 76) erlebt haben, kann das langsame Jöggeln auch viel entspannter und lockerer sein.

Walken ist eine im Geist des Sportes intellektualisierte Bewegungsform, die unser intuitives Gespür überlagert.

Zum Teil liegt dies an den gepolsterten Schuhen, die diese hohen Gehgeschwindigkeiten erst ermöglichen. Zum anderen aber auch an der Angst, man könnte dem Körper durch Joggen schaden, obwohl es in geringem Tempo nachweislich und spürbar weniger beschwerlich ist.

Ich denke, dass in unserer Kultur Laufen in diesem Geschwindigkeitsbereich auch deshalb keine Option ist, weil wir glauben, dass Laufen immer schneller sein muss als Gehen. So langsames Laufen sieht nicht nach Sport im üblichen Sinne aus und fühlt sich für manche wohl auch nicht so an.

Viele meinen, beim Sport die geleistete Arbeit möglichst deutlich spüren zu müssen. Das ist Teil unseres einstudierten Belohnungssystems. Wenn ich hart gearbeitet, d. h. Sport gemacht habe, dann darf es mir gut gehen; sonst nicht. Nordic Walking, Powerwalken oder Walken allgemein ist für mich der Inbegriff dafür, wie in einer sportindustrialisierten Welt aus einer der instinktivsten menschlichen Bewegungsarten ein Sport konstruiert wird, der den Menschen von der Bewegung vollkommen entfremdet. Das ist der Hintergrund, vor dem der Slogan der Freilauf-Methode entstanden ist: Sport aus, Leben an.

Ich möchte niemandem seinen Sport madig machen. Und ich finde es in den meisten Fällen besser, wenn Menschen für sich eine Bewegungsform finden, die ihnen Freude macht, als wenn sie sich gar nicht bewegen. Leider habe ich aber oft feststellen müssen, dass wir uns die Freude an Bewegung durch sportliche Attitüden und Ehrgeiz kaputtmachen und uns das Leben damit vor allem in unseren natürlichen Paradedisziplinen Gehen und Laufen unnötig schwer machen.

Deshalb biete ich dir anstelle des Powerknopfs jetzt den Resetknopf für dein Gangverhalten an. Die bewusste Atmung kann dabei – wie bei anderen Entspannungsübungen auch – genutzt werden, um den Gang zu entkrampfen.

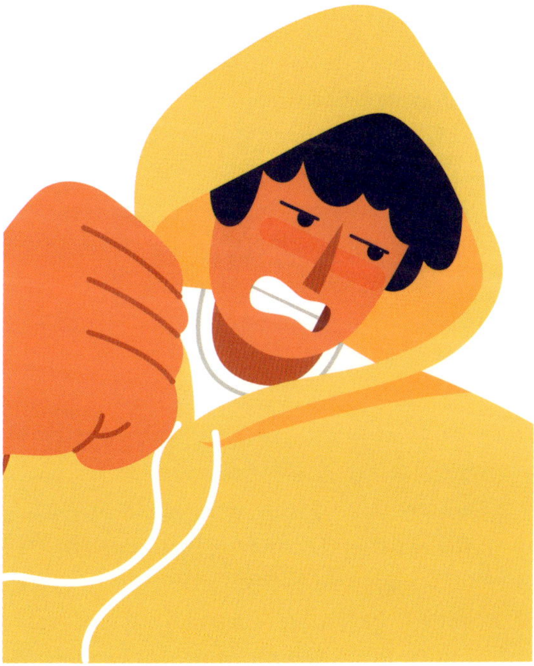

Gangverhalten-Reset

Wenn du das nächste Mal spazieren gehst, spüre ganz bewusst in deine Füße, deinen Rücken und den Rest des Körpers hinein. Ein Spaziergang dient ja eigentlich zur absichtslosen Zerstreuung. Gestehst du dir diese Entschleunigung zu? Oder fällt es dir schwer, das Tempo rauszunehmen? Vielleicht empfindest du Entschleunigung sogar als unangenehm? Wenn dem so ist, kann ich dir nur gratulieren, denn diesen Widerstand zu erleben ist eine mächtige Erkenntnis und der erste wichtige Schritt zur Lösung vom leistungsgetriebenen Gehen und Laufen. Von nun an wirst du jedes Mal die Spannung in deinem Körper spüren, wenn du zu schnell gehst. Das ist die Voraussetzung dafür, dein Verhalten zu verändern. Wie du Antrieb und Spannung aktiv lösen kannst, erfährst du in den folgenden Übungen.

Sie bestehen aus mehreren Teilen und du brauchst genügend Zeit dafür – lieber etwas zu viel als zu wenig. Wenn du möglichst viel aus diesen Übungen ziehen willst, solltest du eine gute Stunde einplanen.

Vor der eigentlichen Übung mache wieder einen Pre-Test (s. S. 49). Suche dir eine Strecke, auf der du möglichst ohne große Ablenkung von anderen (Fahrrädern, Spazierenden etc.) unterwegs sein kannst. Schon auf dem Weg dorthin beobachte deinen Gang und spüre wieder in deine verschiedenen Körperbereiche, wie bei der Geschwindigkeits-Übung aus dem vorherigen Kapitel (S. 76). Du kannst diese Übung mit konventionellen Schuhen, Barfußschuhen oder, wenn es für dich angenehm ist, ganz barfuß machen. Achte nur darauf, dass dir nicht kalt wird, denn du wirst dich körperlich kaum aktivieren. Frieren würde diese Übung zu einer unnötig großen Herausforderung machen.

1. EINFACH NUR GEHEN

Angekommen an der Übungsstrecke gehe für ca. 10 Minuten. Deine Aufgabe dabei: nichts bewusst machen, außer zu gehen. Es gibt weder ein Ziel noch einen Zweck. Gehe einfach und nimm dich selbst und deinen Körper wahr.

2. GEHEN MIT ATMUNG

In diesem zweiten Teil bleibe zunächst stehen und lenke deine Aufmerksamkeit auf deine Atmung. Lege die Hände auf deinen Bauch. Richte deinen Blick nach vorne und lasse deinen Blick unfokussiert schweifen. Nimm wahr, wie die Luft in deine Nase einströmt. Spüre, wie die Luft deinen Bauch sanft gegen deine Hände drückt. Nach zehn Atemzügen gehe los. Mache immer je vier Schritte, während du ausatmest, und beim Einatmen drei. Deine Schritte sind klein, gleichmäßig und vollkommen gelöst. Sie folgen deinem Atem, nicht umgekehrt. Sollte es dir schwerfallen, den Rhythmus zu halten, oder solltest du ihn verlieren, passe deine Schrittgeschwindigkeit an.

Nimm dir mindestens 10 Minuten für diesen Teil Zeit. Es ist kein Problem, wenn du aus dem Rhythmus kommst und neu ansetzen musst. Diese Übungen hat kein Ziel, außer sie zu machen. Gedanken und Eingebungen kannst du wahrnehmen und immer wieder ziehen lassen. Auch wenn es für dich herausfordernd ist, halte die 10 Minuten durch. Das ist die Aufgabe.

3. SPAZIEREN GEHEN

Setze deinen absichtslosen Spaziergang ohne weitere Aufgabe fort. Vielleicht nimmst du eine Veränderung im Vergleich zu vorher wahr? Vielleicht bist du langsamer geworden? Vielleicht weicher und geschmeidiger? Vielleicht war die Langsamkeit kaum zu ertragen? Vielleicht hat sich bei dir etwas gelöst? Vielleicht warst du so sehr mit dem Schritte-Zählen beschäftigt, dass du nichts anderes registrieren konntest? Vielleicht ist deine Haltung aufrechter geworden? Vielleicht bist du schwerer geworden? Oder du konntest deine Umgebung auf eine neue Weise betrachten?

Egal was ist, bewerte es nicht. Es gibt kein Gut oder Schlecht. Wichtig ist nur, dass du dich mit dem Gehen und deiner Atmung auseinandergesetzt hast und damit bei dir warst. Wie bei den meisten unserer Übungen wird auch diese besonders wertvoll, wenn du sie wiederholst. Und wie fast alle Übungen der Freilauf-Methode kannst du sie wunderbar in deinen Alltag integrieren und musst keine extra Übungszeit aufbringen. Wann und wie, liegt auf der Hand: immer, wenn du gehst.

Runzelst du jetzt die Stirn und denkst: „Ich kann unmöglich im Alltag ständig so langsam vor mich hin schleichen und dabei auch noch zählen. Dafür habe ich weder Zeit noch Lust." Das verstehe ich vollkommen und das musst du auch nicht. Wenn du die Übung ein paar Mal fokussiert gemacht hast, wird sich wahrscheinlich deine Haltung dem Gehen gegenüber verändert haben. Oder zumindest hast du erfahren, dass es auch so geht. Diese Erfahrung als eine Grundhaltung mit in den Alltag zu übertragen – das ist es, wozu ich dich einlade.

Du wirst von nun an ein feines Gespür dafür haben, wann du gehetzt gehst und dein Körper verkrampft. Damit hast du die Übertragung in den Alltag geschafft. Bewusst wahrnehmen ist auch hier der erste wichtige Schritt. Und wenn aus der Wahrnehmung noch eine Konsequenz folgt, indem du dein Gangverhalten anpasst, sodass es sich entspannter anfühlt, ist das schonende, unbeschwerte Gehen verinnerlicht.

WEICH AUF HART

Wir glauben oft hart und stark sein zu müssen. Stress erhöht den Muskeltonus im Körper zusätzlich. Wenn wir hart sind und auf harten Untergründen gehen, trifft hart auf hart. Das ist für die meisten Materialien nicht gut. Auch nicht für lebende. Wenn du dich an einen Baum lehnst und so richtig von ihm stützen lässt, dann wirst du feststellen, dass es sehr unangenehm werden kann, wenn du dich verspannst.

Wie findest du diesen Gedanken: mit Weich auf Hart reagieren?

Bei dieser kleinen Übung wirst du nach einigen Minuten vermutlich weich werden, um es dir angenehmer zu machen. Das ist es, womit wir auch auf harte Böden reagieren sollten: mit Weichheit. Und zwar körperlicherseits. Keine dicken Polster unter den Füßen als Prothese, um Weichheit zu simulieren. Keine intellektualisierte oder gespielte Gangbewegung, die im schlimmsten Fall sogar zu mehr Festigkeit führt statt zu Lockerheit.

Nach der Übung für unbeschwertes Gehen ist es für die meisten unserer Teilnehmenden irrelevant geworden, darüber nachzudenken, ob und wie man auf harten Böden gehen sollte. Sie machen es einfach, und zwar so weich und schonend, dass die Gefahr einer Verletzung sehr gering geworden ist. Es ist die Weichheit, die es sogar möglich macht, dass wir barfuß auf Schotterwegen gehen können – und nicht eine besonders spezielle Fußaufsatztechnik.

Man sieht es wie so oft bei kleinen Kindern: Sie laufen spielend leicht barfuß über Schotter, Kiesel oder Wiesen. Das können sie vermutlich, weil sie sich keinen Kopf darüber machen, ob das geht oder nicht, und weil sie nicht verspannt, also weich sind.

Erwachsene, die ihr Leben lang Schuhe und Socken getragen haben, bekommen beim Anblick von Schotter richtig Angst, wenn ich ihnen die Aufgabe stelle, barfuß darüberzugehen.

Angst macht den Körper noch fester, und Fest macht aua.

Denn die Fläche der Haut, auf welche die kleinen Schottersteine treffen, ist bei einem harten Fuß viel kleiner als bei einem lockeren Fuß. Wenn sich eine Kraft auf einer kleinen Fläche sammelt, ist der Stress im Gewebe und damit der Schmerz viel stärker, als wenn sich dieselbe Kraft über eine große Fläche verteilt. Ist die Fläche minimal, wie bei einer Nadel oder einem Skalpell, wird man die Haut leichter verletzen.

Die Bleistiftspitzen-Übung

Den Unterschied zwischen angespanntem und entspanntem Gewebe kannst du dir leicht verdeutlichen, indem du mit einer Bleistiftspitze in den Daumenballen drückst. Das ist die Muskelwulst, die sich in der Handinnenfläche im Daumenbereich befindet. Legst du den Daumen zur Mitte der Handfläche und spannst den Muskel an, auf den der Bleistift drückt, wird es wahrscheinlich unangenehm und leicht schmerzend. Lässt du die Spannung los, werden Muskel und Haut wieder weich. Die Spitze des Stiftes sinkt wieder ein und die Kraft verteilt sich über eine größere Fläche. Dadurch lässt der Schmerz nach. Nach einer Entspannungsübung sind die vorher ängstlichen Hobby-Fakire meist überrascht, wie gut sie sogar über fiesen Schotter gehen können, und merken: Je mehr sie lockerlassen, umso weniger schmerzvoll wird es. Im nächsten Kapitel „entfesselt laufen“ bekommst du dafür noch weitere Übungen, die du auch für das Gehen nutzen kannst.

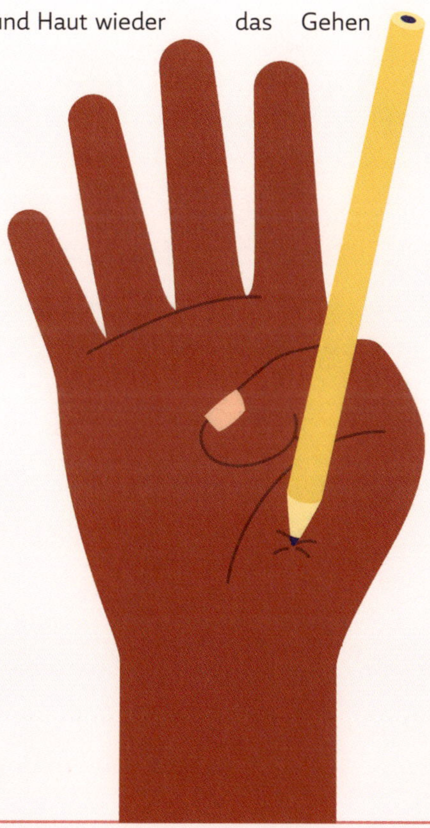

Entfesselt laufen

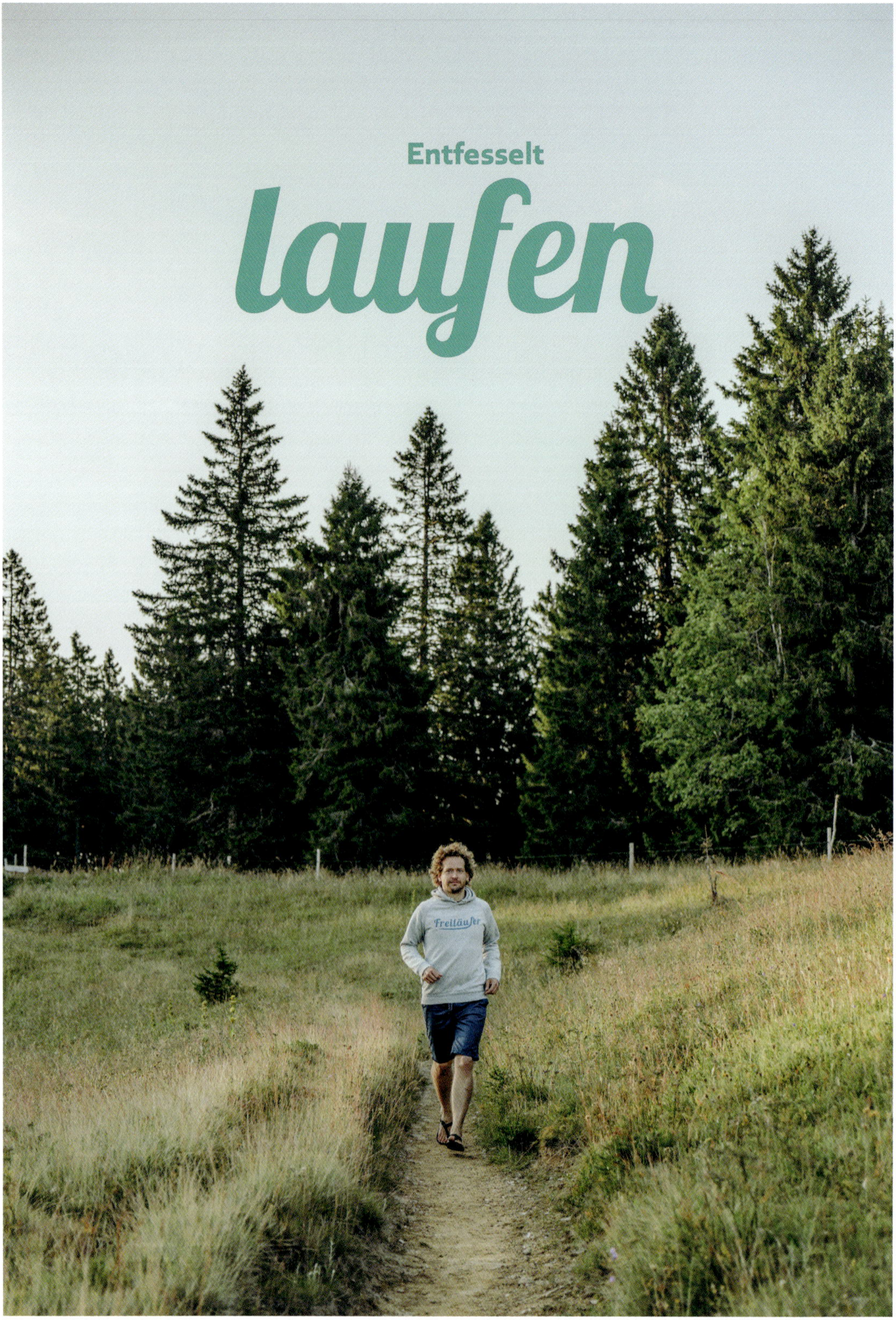

LAUFEN IST NICHT SCHNELLES GEHEN

Wie wir im vorigen Kapitel über das Gehen erfahren haben, gehen viele Menschen sehr schnell. Meist viel zu schnell, um nicht laufen zu müssen. Das gilt für den hektischen Alltag, den Spaziergang, der dann so gar nicht entschleunigt ist, ebenso wie für das Gehen als Sport. Der größte Unterschied zwischen unseren beiden Hauptgangarten liegt vor allem darin, dass wir beim Laufen eine Flugphase haben. Einen kurzen Moment, indem wir vollständig in der Luft schweben und kein Fuß Bodenkontakt hat. Beim Gehen wiederum steht immer ein Fuß auf dem Boden. Erst wenn der vordere Fuß auf den Untergrund aufsetzt und das Körpergewicht übernimmt, löst sich der hintere Fuß vom Untergrund.

Daher ist die Belastung beim Gehen in niedrigeren Geschwindigkeiten auch recht gering. Es wirkt ungefähr das 1,1-fache Körpergewicht beim Aufsetzen des Fußes. Wenn wir die Translationsgeschwindigkeit (s. S. 78) erreichen und aufgrund der stark ansteigenden Belastung ins Laufen wechseln, wirkt, je nachdem wie schnell wir laufen, das 2- bis 3-Fache unseres Körpergewichts während der Landung auf uns. Das mag viel klingen, doch im besten Fall verändern wir unseren Bewegungsstil derart, dass wir die elastischen Elemente des Körpers nutzen, um diese Kräfte zu dämpfen und zu verteilen. So wird die Stoßbelastung minimal. Beim klassischen Jogging macht man dies meist mit einer gedämpften Sohle, die meist unter der Ferse dicker ist als unter dem Ballen. Dank dieser Fersensprengung (s. S. 38) ist es uns möglich, den durch eine Flugphase deutlich stärkeren Stoß zu dämpfen, wenn wir – wie beim Gehen – mit der Ferse zuerst aufsetzen.

Barfuß machen das die wenigsten Menschen auf harten Untergründen. Der Großteil wechselt ohne die dicke Sohle schnell in einen Laufstil, bei dem der Vorfuß zuerst den Boden mit dem Ballen berührt. Im Gegensatz zum Aufsetzen mit der Ferse, bei dem lediglich das Fettpolster der Fußsohle den Stoß im Fuß selbst dämpfen kann, können die Strukturen des Fußgewölbes und der Achillessehne wie eine Art Stoßdämpfer die erhöhten Belastungen viel besser abfangen. Der Stoß-Impuls wird so über eine längere Zeit verteilt und ist nicht mehr so belastend.

Über die Ferse zu laufen kann man sich vereinfacht so vorstellen, als würde man mit einem Pkw mit Tempo 20 frontal gegen eine Wand fahren.

Bei diesem sehr abrupten Abbremsen wird der Körper in den Gurt gedrückt, da er quasi noch weiterfahren will. Die

Knautschzone wird verformt und wandelt einen Teil der Energie in Wärme um. Beim Laufen ist der Fuß die Knautschzone und verformt sich. Landet man mit der Ferse, ist diese Zone recht dünn und der Rest des Körpers wird abrupt gebremst.

Landet man hingegen über den Vorfuß, ist es so, als hätte das Auto vor der Motorhaube lange Sprungfedern, die den Aufprall langsam abbremsen. Diese Federn verformen sich und können die dadurch aufgenommene Energie im Gegensatz zur Knautschzone auch wieder abgeben, da sie elastisch sind. Ähnlich verhält es sich auch im Fuß. Die großen Sehnen des Fußes, die Plantarsehne im Fußgewölbe und die Achillessehne am hinteren Ende, können sich beim Aufsatz mit dem Vorfuß verformen, dabei Energie speichern und dann ihren Ursprungszustand wieder zurückerlangen, wobei ein Teil der gespeicherten Energie wieder zurückgegeben werden kann. Biomechanische Messungen ergeben, dass diese Sehnen bis zu 35 % der absorbierten Energie wieder in einen Rückstoß verwandeln können (5). Das macht das Laufen über den Vorfuß theoretisch sehr viel einfacher.

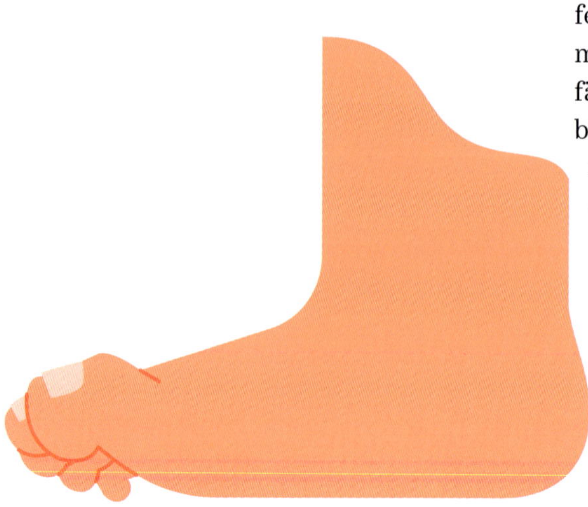

In der Praxis verletzen sich jedoch beim Laufen über den Vorfuß noch mehr Läuferinnen und Läufer als beim Joggen mit gepolsterten Schuhen über die Ferse. Denn die Belastung auf den Fuß wird wahnsinnig hoch und der Federmechanismus kann nur dann funktionieren, wenn es ein weicher, flacher und entspannter Fuß und Körper ist, der da läuft. Viele, die auf Vorfußlaufen umstellen, tun dies mit einem steilen Fuß, bei dem die Ferse in der Luft schwebt oder nur ganz kurz Bodenkontakt hat. Sie sind zudem oft wenig mobil und brettsteif.

In unserem Autobeispiel ist das dann so, als hätte man statt weichen Sprungfedern zwei Holzpfosten vor dem Auto, mit denen man längs gegen die Wand fährt. Die können sich zwar ein bisschen biegen, aber viel geht da nicht. Wenn man mit einem steilen Fuß aufsetzt, versteift er sich und auch das gesamte Bein wird fest. Zusätzlich können andere Faktoren Fuß und Körper hart machen und damit zu hohen Belastungen beim Laufen führen. Die Folgen können extremer Muskelkater in den Waden, Zerrungen, Faserrisse (wie bei mir, s. S. 12), Schmerzen im Vorfuß und sogar Mittelfußbrüche sein.

ZWISCHEN GEHEN UND LAUFEN

Das Joggen über die Ferse ist dem Gehen sehr ähnlich. Ich bezeichne es daher als ein Zwitterwesen, angesiedelt irgendwo zwischen gehen und laufen. Die Beine pendeln wie beim Gehen nach vorne und der obere Körper hebelt sich über die Beine. Beim Laufen vollziehen sie allerdings eher eine Kreisbewegung und der Oberkörper wird nach vorne gezogen. Da moderne Laufschuhe mit Fersenpolster diese Zwitterbewegung möglich machen, vermute ich, dass viele Joggerinnen und Jogger gerne auf diese Weise laufen, weil es bequem ist und keine besondere Umstellung vom alltäglichen Gehen erfordert.

An dieser Stelle möchte ich aber ausdrücklich darauf hinweisen, dass diese Unterscheidung nur theoretisch funktioniert. In der Praxis ist es in niedrigen Geschwindigkeiten durchaus möglich, barfuß die Ferse sogar vollständig abzurollen, ohne dass eine hohe Stoßbelastung zu spüren ist. Ich kenne nicht wenige Menschen, die das (unwissentlich) praktizieren und sogar Marathon in diesem Stil laufen.

> Diese Faktoren machen uns das Laufen schwer und können Beschwerden und auch Verletzungen verursachen:
> 1. Stress
> 2. Falscher Ehrgeiz
> 3. Steife Haltungen
> 4. Rollenbilder

In diesem Kapitel erfährst du, wie du dich von Stress, falschem Ehrgeiz, steifen Haltungen und Rollenbildern lösen kannst. Sie alle machen das Laufen schwerer, als es sein müsste, und ich sehe sie auch als Hauptverursacher von Laufverletzungen. Deshalb ist es so wichtig, sie hinter sich zu lassen, um das Laufen wieder zu einer der schönsten, unbeschwertesten und einfachsten Bewegungen werden zu lassen.

Die beste Vorbereitung auf das Laufen ist Gehen.

Willst du so natürlich wie möglich laufen, bereite deine Füße einige Wochen in Barfußschuhen, Sandalen oder ganz barfuß auf das Laufen vor. Deine Füße werden es dir mit einer gestärkten Vitalität danken und viel besser auf die Belastungen des Laufens reagieren können.

Der Rolle entlaufen

DER FALL DANIELLE

Mitte 2018 kam Danielle zu uns in einen Workshop. Ich erinnere mich gut an sie, denn sie stach äußerlich und durch ihre Art sich auszudrücken aus den anderen Teilnehmenden hervor. Sie war auffallend dünn, fast schon mager. Ihr Gesicht und ihr gesamter Körper wirkten schief. Ihre großen Augen hatten etwas Verzweifeltes.

Obwohl es ihr augenscheinlich schwer fiel, vor der Gruppe zu sprechen, brachte sie sich immer wieder mit zittriger Stimme ein. Ich habe schon viele Menschen in unseren Kursen reden gehört, die sich ganz offensichtlich unwohl fühlten. Danielle aber klang so zerbrechlich und angestrengt, als wäre ihr Kehlkopf mit Sand gefüllt. Sie erzählte uns von einer polysportiven Kindheit und Jugend und von großem sportlichem Druck, der auf ihr lastete. Mit Anfang 20 ging dann nichts mehr. Ihre Füße streikten, sie konnte nach eigenen Angaben keine zehn Meter ohne Beschwerden gehen. Ein Paar Barfußschuhe waren für sie der einzige Lichtblick. Je länger ich sie kennenlernen durfte, umso stärker manifestierte sich mein Eindruck, dass hier ein gebrochener Mensch vor mir stand. Es muss sie enorme Kraft gekostet haben, in unseren Kurs zu kommen.

Umso erstaunter war ich, als sie Wochen später sogar zum Folgekurs, dem Lauf-Workshop, erschien. In diesem Format haben wir damals Analyse-Videos erstellt und diese dann vor der gesamten Gruppe besprochen. Danielle wusste im Vorhinein, was sie bei diesem Kurs erwarten würde. Sie aber schien mehr als entschlossen. Es wirkte, als ahnte sie, dass sie das tun musste. Ich stellte das Laufband also auf Gehgeschwindigkeit. Schon im

FALLGESCHICHTE

Gang wirkte sie unsicher und unrund. Dann drehte ich die Geschwindigkeit hoch und Danielle fing an zu laufen. Was ich zu Gesicht bekam, war einer der verdrehtesten Laufstile, die ich je gesehen hatte. Es wirkte im eigentlichen Wortsinn „verrückt“. Irgendwie artistisch, ja fast schon clownesk anmutend, waren ihre Bewegungen unglaublich groß, unrhythmisch und schief. Ich hatte viel Respekt davor, mit ihr bestimmte Übungen auf dem Laufband zu machen, da ich fürchtete, sie könnte stürzen. Mit einer gewissen Unerschütterlichkeit und spürbarem Willen aber machte sie alles mit. Danielle blieb mir in Erinnerungen, aber ich rechnete nicht damit, sie wiederzusehen.

Drei Jahre später erzählte mein Kollege Pelle mir bei einer unserer Podcast-Vorbereitungen von Daniel. Daniel sei bei uns in einem Workshop gewesen, jetzt als Barhuftrainer für Pferde tätig und hätte etwas Spannendes zu erzählen. Um ehrlich zu sein, konnte ich mich nicht erinnern, denn wir hatten schon viele Daniels bei uns. Dann sagte Pelle: „Weißt du, als Daniel bei uns war, hieß er noch Danielle.“ „Wow, cool“, antwortete ich: „Das ist sicher interessant! Aber was hat es mit unserem Laufpodcast zu tun?“ Pelle meinte nur: „Warte ab.“ Während unseres Interviews konnte ich dann kaum glauben, was ich hörte.

Daniel erzählte uns von einem so ausgeprägten Body-Shaming, dass er sich nicht getraut hatte, kurze Hosen zu tragen. Sein Leben hatte sich für ihn wie in einem engen Kokon angefühlt. Er berichtete uns, wie sich in den Stunden nach dem Workshop etwas Grundlegendes bei ihm verändert habe. Eine Einordnung sei ihm aber zunächst schwergefallen. Er habe nur gewusst: Es war mehr als nur der verbesserte Laufstil. Viel mehr. In der Nacht wachte er dann um 4:00 Uhr auf. Und mit einem Mal spürte er es: „Diese Rolle als Frau ...

Etwas Grundlegendes hatte sich geändert, nicht nur der Laufstil.

Blätter zur nächsten Seite, da geht es weiter.

Hier geht es weiter.

ich konnte das nicht mehr. Ich konnte sie nicht mehr erfüllen. Ich habe sie nie erfüllt. Das war der Kokon. Diese Rolle ist die größte Anstrengung meines Lebens." Daniel war klar geworden, dass er im falschen Körper geboren war.

Über das Loslassen der äußeren Erwartungen konnte er sich mithilfe unserer Übungen und des gemeinsamen Laufens in der Freilauf-Herde von seiner früheren Rolle der kämpfenden Sportlerin lösen. Zunächst im Laufen, dann insgesamt. Er berichtete uns von dem enormen Leistungsdruck, den er erst in dem Moment wahrnehmen konnte, als dieser sich wie ein riesiger Felsbrocken von seinem Herz löste. Diese Befreiung brachte ihn auf den beschwerlichen Weg einer Geschlechtsumwandlung, den er aber für seine Freiheit und Selbstfindung in Kauf nahm.

Daniel habe ich in unseren Gesprächen für den Podcast im Gegensatz zu früher als einen sicheren und in sich ruhenden Menschen erlebt. Er war angekommen. Ein junger Mensch, der freudig und mutig in seine Zukunft blickte.

Tschüss, kämpfende Sportlerin! Hallo, Freiheit!

DIE FÜNF LAUFTYPEN

Wir nehmen fast immer und überall eine bestimme Rolle ein. Wir sind Mutter, Kind, Partner, Erfahrener, Neuling, Schülerin, Lehrer, Autofahrerin, Passant, Sportler, Kämpferin, Couch-Potato usw. Oft geben uns Rollen Orientierung im Zusammenspiel mit anderen Menschen. Andere prägen das Bild von uns selbst. Viele dieser Rollen nehmen wir ein, weil wir aufgrund gesellschaftlicher Normen glauben, sie erfüllen zu müssen.

Rollen können Halt geben, aber auch einengen oder Entwicklung verhindern. Fühlen wir uns in ihnen wie in Frischhaltefolie eingepackt, können wir nicht mehr richtig atmen. Das Tückische daran ist, dass wir meist erst merken, wie sehr uns eine bestimme Rolle einengt und belastet, wenn wir uns aus ihr befreien und sie ablegen (müssen).

Beim Laufen zeigen sich die Rollen, die wir üblicherweise einnehmen, besonders deutlich.

In der Betreuung von über 3.000 Läuferinnen und Läufern konnte ich über die Jahre hinweg erkennen, dass sich die Rollen, die wir üblicherweise einnehmen, beim Laufen besonders deutlich zeigen. Im Lauf meiner oft recht ausführlichen Coaching-Gespräche wurde immer wieder deutlich, dass sich die Rolle, die Menschen beim Laufen zeigen, mit ihren Grundhaltungen, Glaubenssätzen und Antreibern deckt.

Ich habe die Laufrollen in fünf Typen unterteilt. Bei den meisten Menschen ist eine dieser Typen besonders stark ausgeprägt, während die anderen zu einem geringeren Anteil vorkommen – es gibt viele verschiedene Mischformen. Wie bei den klassischen Antreibern sind bei den meisten Menschen auch die Lauftypen mal mehr und mal weniger ausgeprägt und sie kommen in einem gewissen Maß alle vor.

Die große Chance besteht darin, sich dieser Rollen bewusst zu werden. Das ermöglicht, sie auf den Prüfstand zu stellen, um festzustellen, wieweit sie nützlich sind und wieweit sie einschränken. So kann es, ausgehend vom Laufstil, gelingen, Widerstände zu lösen, die durch die von uns eingenommenen Rollen verursacht werden. Das Einnehmen dieser Rollen erschwert in jedem Fall das Laufen. Die meisten meiner Coachees merken das erst dann, wenn sie ihre Rolle loslassen können.

Freilaufen heißt auch: unbeschwert von Rollen laufen.

Vielleicht erkennst du dich selbst oder andere in einer dieser Rollen wieder? Auch wenn die Lauftypen in meiner Einteilung ein Geschlecht besitzen: In der Realität sind sie weiblich, männlich und divers.

DIE FÜNF LAUFTYPEN IM ÜBERBLICK

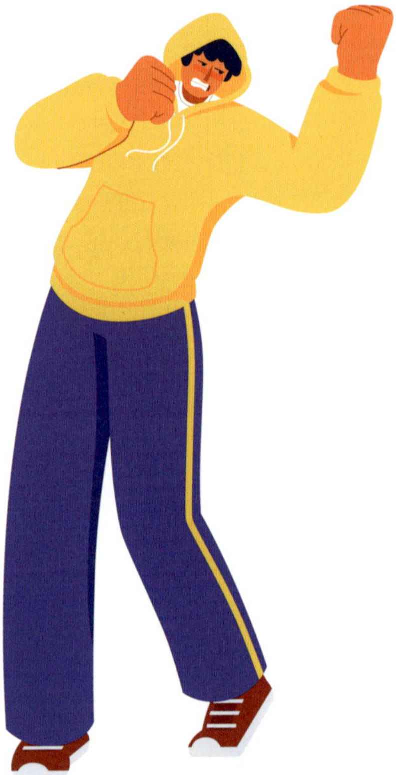

01
ROCKY

Seite 96

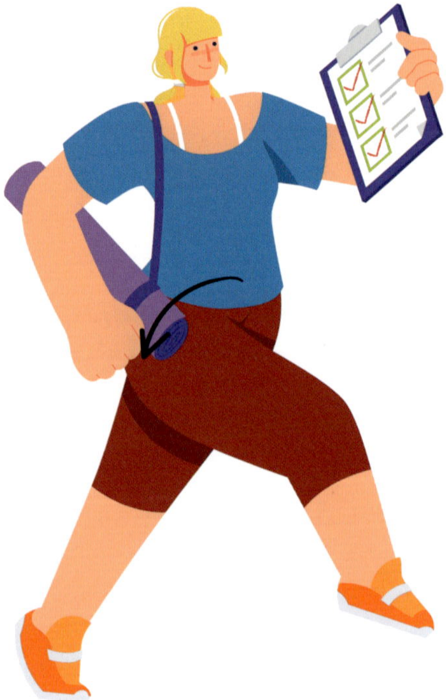

02
WONDERWOMAN

Seite 98

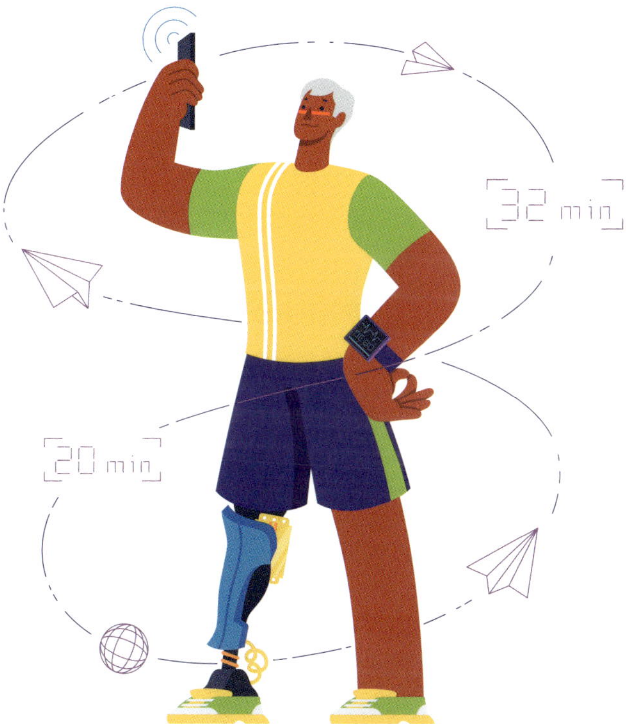

03
CYBORG
Seite 100

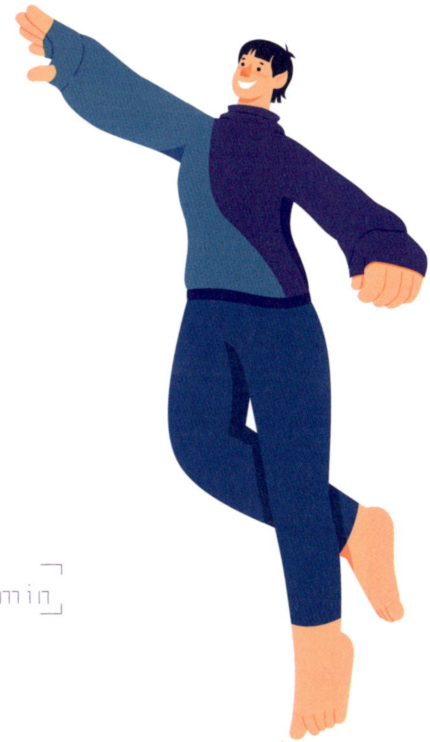

04
ELFE
Seite 102

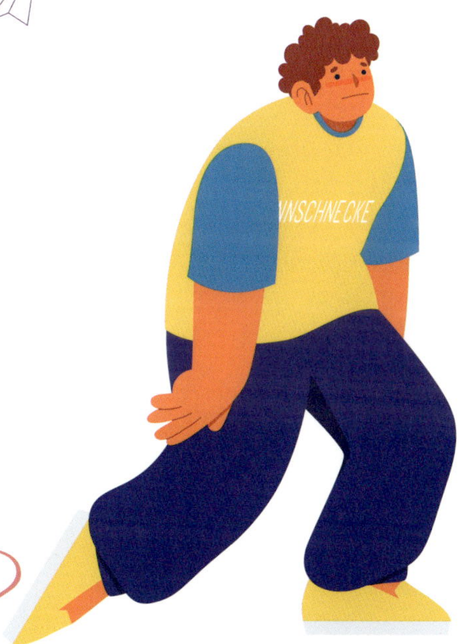

05
SCHNECKE
Seite 104

01

ROCKY

WICHTIGSTES UTENSIL: Der Kapuzenpulli.

LAUFSTIL: Verschlossen (unantastbar), kraftvoll, nach vorne gelehnt, geballte Fäuste – schlägt von unten nach oben.

ROCKYS HAUPTANTREIBER: Sei stark!

DAVOR HAT ROCKY ANGST: Fehlentscheidungen und Versagen.

WODURCH ROCKY FREUDE EMPFINDET: Wenn das Erreichen eines Ziels besonders hart war. Und wenn seine Stärke von anderen gewürdigt wird. Abhärtung.

DAS FEHLT ROCKY: Schwach und weich sein zu dürfen. Angreifbar zu werden. Anderen vertrauen zu können.

Rocky sieht sich als Kämpfer. Für sich, für seine Familie, für seinen Sport, für Gerechtigkeit …

Rocky neigt zur Aggressivität und zu Impulsverhalten.

Wenn Rocky läuft, steht ihm der Kampf ins Gesicht geschrieben. Die Oberlippe leicht nach oben gezogen läuft er mit gerunzelter Stirn am liebsten durch den Regen. Er ist ja nicht aus Zucker. So kann er im Kampf gegen die Naturgewalten sein Selbstbild am schönsten zeichnen. Er sieht sich als Held, der immer weitermachen muss. Entspannungsphasen sind bei Rocky stets nur von kurzer Dauer.

WAS KANN ROCKY AUS DER FREILAUF-METHODE MITNEHMEN?

Er erfährt am eigenen Leib, dass es okay ist, wenn Dinge sich leicht anfühlen. Freilaufen sollte in erster Linie leicht sein. Statt gegen sich und seinen Körper zu kämpfen, lernt er ihn zu respektieren und mit all seinen Bedürfnissen anzunehmen. Es gibt allerdings einige Barfuß-Rockys, die das Barfußlaufen als eine weitere Stufe der Abhärtung auf dem Weg zum noch besser gepanzerten unantastbaren Körper und Geist nutzen. Über das Freilaufen lernt Rocky, schwach und weich sein zu dürfen. Durch das Erleben einer unbekannten Leichtigkeit im Lauf kann Rocky spüren, wie gewinnbringend es ist, angreifbar zu werden. So kann Vertrauen zu anderen Menschen möglich werden.

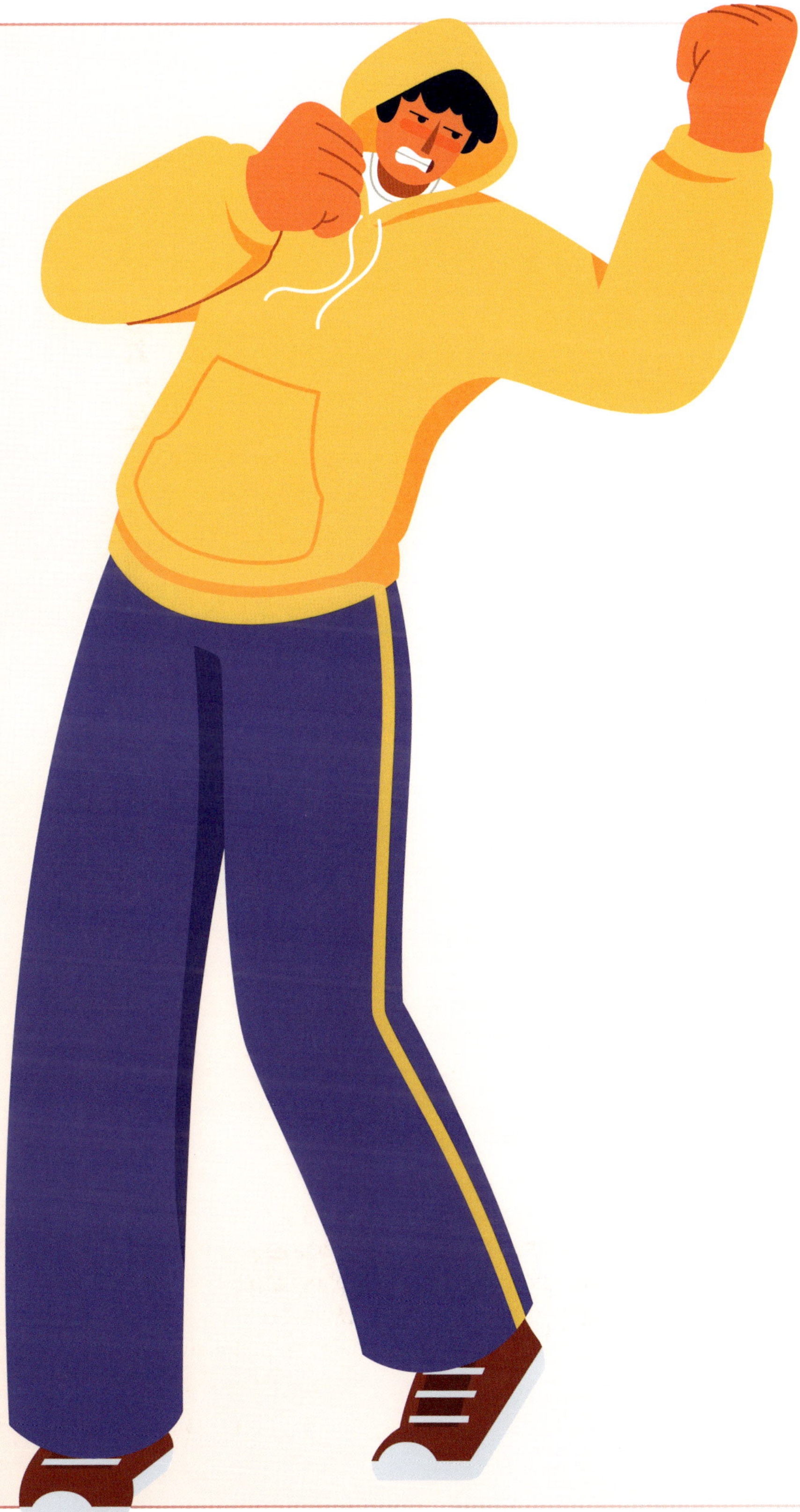

02

WONDERWOMAN

WICHTIGSTES UTENSIL: Die To-do-Liste.

LAUFSTIL: Große Bewegungen, sportlich, gespielte Mühelosigkeit.

WONDERWOMANS HAUPTANTREIBER: Beeil dich!

DAVOR HAT WONDERWOMAN ANGST: Zeit verschwenden, Unerledigtes.

WODURCH WONDERWOMAN FREUDE EMPFINDET: Haken hinter den erledigten Aufgaben.

DAS FEHLT WONDERWOMAN: Stehen bleiben zu dürfen. Pause.

Für Wonderwoman zieht ihren Wert aus dem Erledigen von Aufgaben. Das ganze Leben besteht für sie aus einer unendlichen Aneinanderreihung von Aufgaben. Laufen zu gehen ist eine von vielen Aufgaben, die es zu erledigen gilt, um neben der Yogaklasse, dem Pilates und ihrer Power-Meditation auch das Cardiotraining in ihrem strengen Wochenplan zu absolvieren.

Generell fällt es ihr schwer, sich regenerative Pausen zu gönnen. Sie erträgt die Langsamkeit anderer nur schwer und versucht, sich und andere ständig zu optimieren. Für Spontanität ist am Freitagabend ein Zeitfenster von exakt drei Stunden vorgesehen. Länger geht's nicht, denn samstags findet um 7:00 Uhr im Anschluss an Pilates der Business-Brunch statt.

WAS KANN WONDERWOMAN AUS DER FREILAUF-METHODE MITNEHMEN?
Einer der Hauptgründe, warum Läuferinnen und Läufer Beschwerden beim Laufen haben, sind fehlende oder zu kurze Pausen. In der Freilauf-Methode bauen wir aktiv Pausen ins Laufen ein. Und zwar nicht erst am Ende des Tages, wenn alles abgehakt ist, sondern mittendrin. Als bewusste Unterbrechung in den Momenten der größten Belastung. Wonderwoman erfährt dadurch, wie hochtourig sie die ganze Zeit unterwegs ist. Über das Freilaufen tritt sie wieder in Kontakt mit sich und ihrem Körper und bekommt die Möglichkeit, die Lust im und am Leben wiederzufinden. Ihre Fassade der unerschütterlichen Powerfrau darf sich in Ruhe auflösen.

LAUFTYPEN

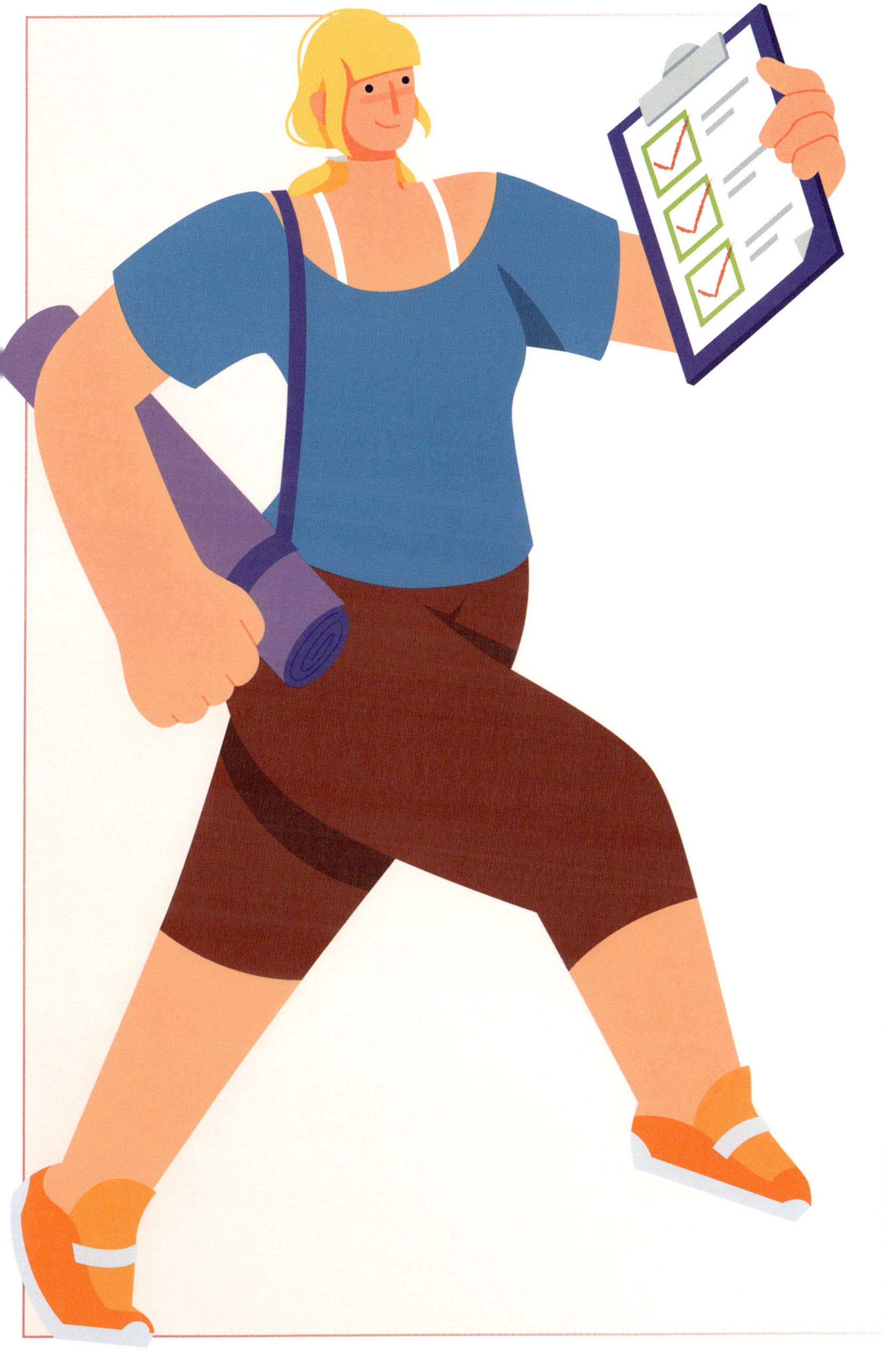

03

CYBORG

WICHTIGSTES UTENSIL: Die Smartwatch.

LAUFSTIL: Exakt, wie ein Uhrwerk, bis ins kleinste Detail kontrolliert. Selbst der Daumen liegt mit einem einprogrammierten Druck auf dem Zeigefinger.

CYBORGS HAUPTANTREIBER: Sei perfekt!

DAVOR HAT DER CYBORG ANGST: Fehler, Kontrollverlust.

WODURCH DER CYBORG FREUDE EMPFINDET: Erreichte Kennzahlen, Selbstbestätigung und Anerkennung durch andere über Leistung.

DAS FEHLT DEM CYBORG: Ein „Ja" zur eigenen Menschlichkeit, Körpervertrauen.

Der Cyborg kann komplexe Zusammenhänge durchschauen und managen. Er strebt stets nach Vollkommenheit, in seinen Beziehungen, seinem Körper und seiner Gesundheit ebenso wie im Sport und im Beruf.

Der Cyborg weiß alles über seine Körperfunktionen. Es gibt ihm enorm viel Halt, seinen Körper und sein Verhalten ständig kontrollieren zu können. Er liebt Trainingspläne und die ständige Optimierung seines Trainings. Sein perfekt definierter Körper ist für ihn der vorzeigbare Beweis, dass sein strenger Plan aufgeht. Er teilt all seine Trainingszahlen und Wettkampferfolge auf Social-Media-Plattformen. Die Likes und unzählige Medaillen an der Wand verleihen ihm Anerkennung und Selbstwert. Der Cyborg kennt das Gefühl, fertig zu sein, so gut wie nicht. Für ihn gibt es immer etwas zu verbessern.

WAS KANN DER CYBORG AUS DER FREILAUF-METHODE MITNEHMEN?

Laufen oder Spazierengehen wird so wertvoll, dass das Erreichen von messbaren Erfolgen überflüssig wird. Das Einzige, was es zu erreichen gibt, ist das Tun selbst, ohne eine Absicht. Freude darf in dem Moment, in dem es am schönsten ist, entstehen und nicht nachdem ein vordefiniertes Ziel unter großem Druck erreicht wurde. Die angespannte Laufbewegung löst sich in Leichtigkeit auf. Durch das Erleben dieser Leichtigkeit wird es für den Cyborg leichter, sie zuzulassen.

LAUFTYPEN

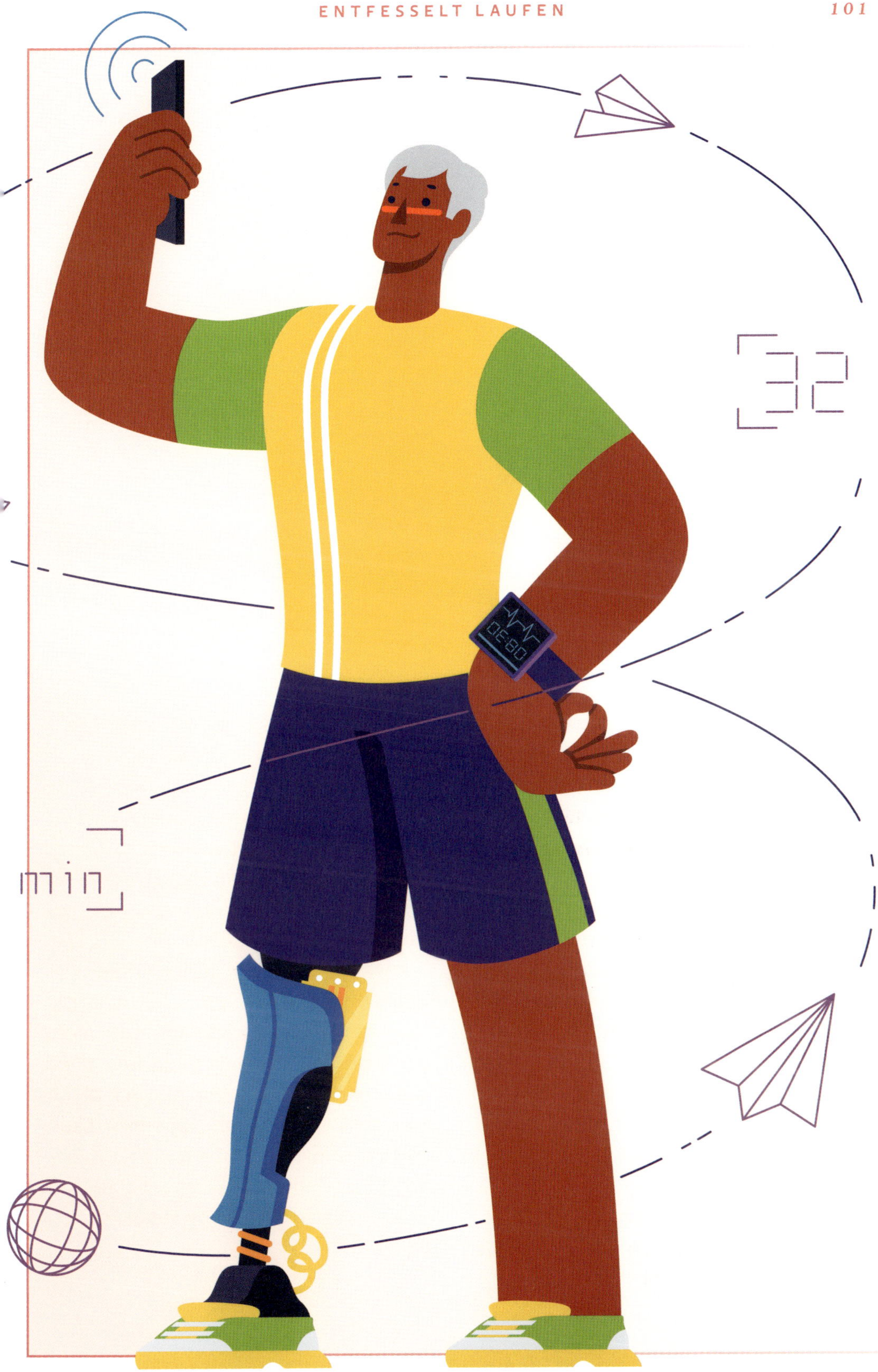

04

ELFE

WICHTIGSTES UTENSIL: Schöne Laufkleidung.

LAUFSTIL: Schwebt über den Boden, sehr aufrecht, Nasenspitze leicht nach oben, gespielte Leichtigkeit.

HAUPTANTREIBER DER ELFE: Gefalle allen!

DAVOR HAT DIE ELFE ANGST: Ablehnung und Kritik.

WODURCH DIE ELFE FREUDE EMPFINDET: Anderen helfen. Harmonische Erlebnisse mit anderen Menschen.

DAS FEHLT DER ELFE: Selbstwert und Selbstvertrauen.

Die Elfe will es allen recht machen. Sie macht sich ständig Gedanken, was andere sich von ihr wünschen könnten. Sie fühlt sich dafür verantwortlich, dass es allen gut geht, und sie kann nur sehr, sehr schwer Nein sagen. Sie strebt stets nach Harmonie.

Die Elfe präsentiert sich gerne in ihren schicken Laufklamotten in sexy Posen auf Instagram. Sie zeigt der Welt durch ihr betontes Lächeln, wie leicht es ihr fällt, Sport zu treiben. Ist die Kamera aus, gehen die Mundwinkel allerdings blitzartig nach unten.

WAS KANN DIE ELFE AUS DER FREILAUF-METHODE MITNEHMEN?

Laufen im Geiste des Freilaufens wird so freud- und genussvoll, dass die Anerkennung von außen vollkommen überflüssig wird. Vertrauen in den eigenen Weg und auf die eigene Körperintuition führt zu sich.

Auch wenn die Elfe schon vorher barfuß oder mit Barfußschuhen lief, lernt sie durch die Übungen das Gefühl kennen, sich selbst zu genügen. Sie erlebt beim Freilaufen wertvolle Ich-Zeit. Vor allem aber kann sie sich von ihrer vorgeblich leichten, de facto jedoch maximal angespannten Laufhaltung lösen, die sie bisher als Fassade aufrechterhalten hat.

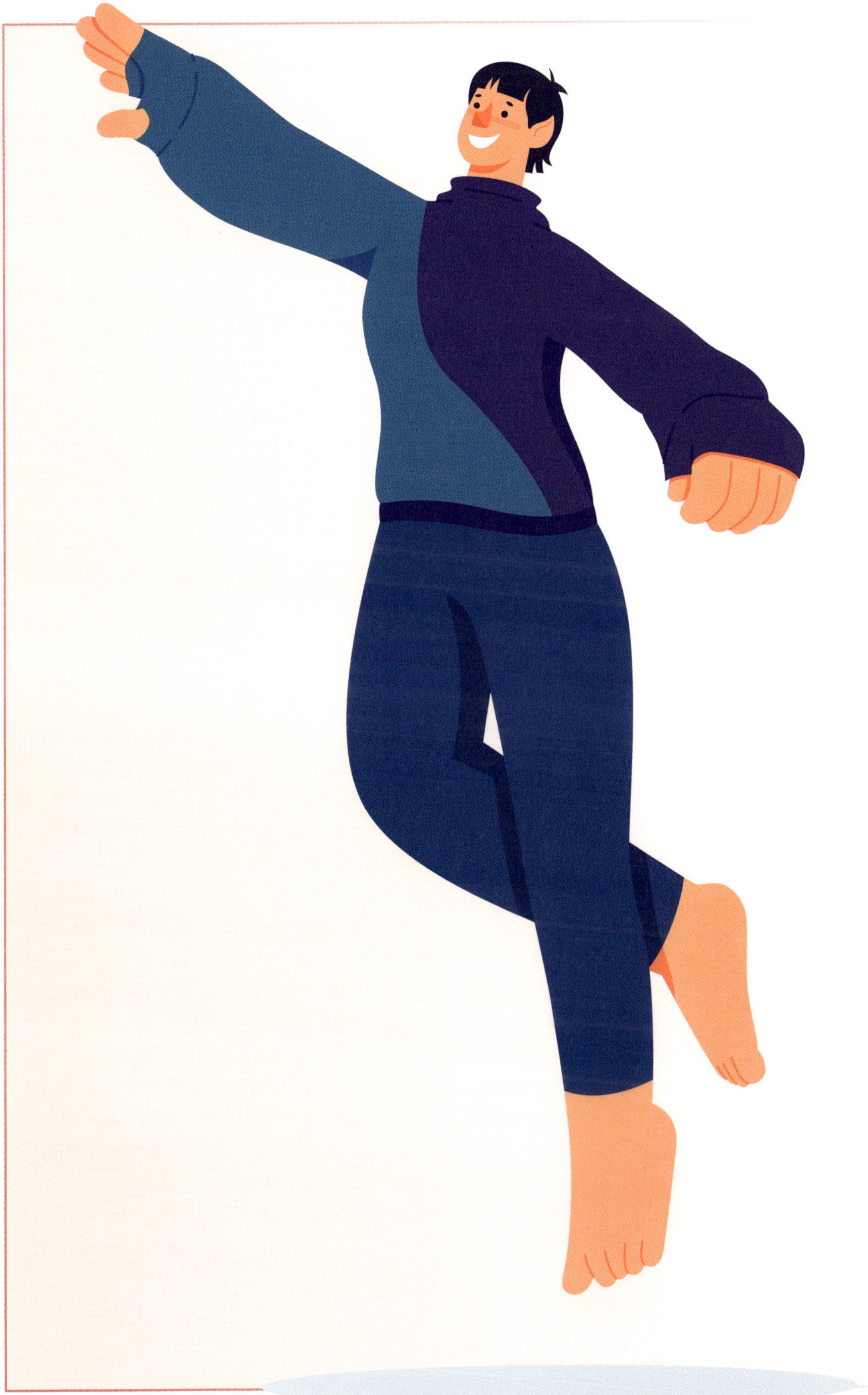

LAUFTYPEN

05

SCHNECKE

WICHTIGSTES UTENSIL: Die Gesprächspartnerin.
LAUFSTIL: Sitzend, nah am Boden/kaum Flugphase, sehr langsam, bemüht.
HAUPTANTREIBER DER SCHNECKE: „Bleibe, wie du bist."
DAVOR HAT DIE SCHNECKE ANGST: Unangenehme Gefühle, größere Anstrengung.
WODURCH DIE SCHNECKE FREUDE EMPFINDET: Routinen, Traditionen, ein möglichst bequemes Leben.
DAS FEHLT DER SCHNECKE: Vertrauen in die körperliche Belastbarkeit.

So wie die Schnecke läuft, kommt sie dem Freilauf-Gedanken schon ziemlich nahe. Sie läuft, um etwas für ihre Gesundheit zu tun und für den regelmäßigen sozialen Kontakt. Dafür macht sie gerade das Minimum und läuft Woche für Woche immer dieselbe Distanz im selben Tempo. Sie verletzt sich nicht und bleibt in ihrer absoluten Komfortzone im untersten Belastungsbereich. Einige Schnecken tragen T-Shirts mit Slogans wie „Rennschnecke" oder „Bitte links überholen". Damit zeigen sie der Welt, dass sie auf keinen Fall aus ihrer Komfortzone geholt werden und ungestört ihren Trott beibehalten möchten.

Anders als Rocky, Wonderwoman und der Cyborg könnte die Schnecke statt eines Burn-outs ein Bore-out (Zustand anhaltender Unterforderung) bekommen.

WAS KANN DIE SCHNECKE AUS DER FREILAUF-METHODE MITNEHMEN?
Laufen kann zu kleinen Miniabenteuern werden, die vor der eigenen Haustür beginnen. Barfußlaufen, Laufen in Sandalen oder in Schuhen bringt immer neue Herausforderungen an den Körper und die Strecke. Kurze, hohe Belastungen in Form von Sprints sind sogar barfuß problemlos möglich. Schnecken halten das in der Regel für unmöglich und würden es ihren Füßen nie zutrauen. Sie bekommen durch neue körperliche Erfahrungen die Chance, so manche Barriere im Kopf zu lösen. Für unmöglich Erachtetes wird möglich.

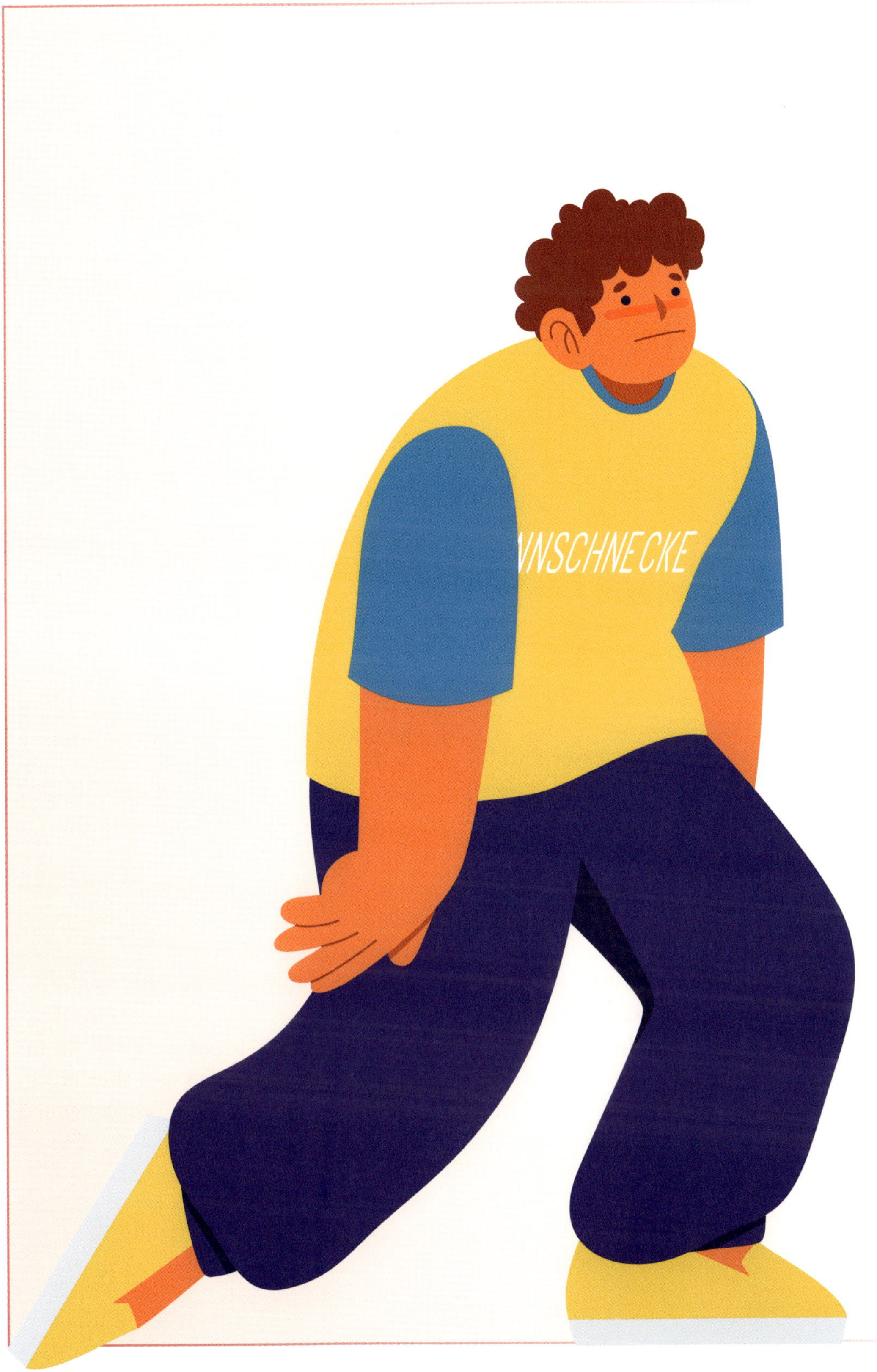
NSCHNECKE

DAS LÄUFERDREIECK AUF INSTAGRAM

Vielleicht mag dir der eine oder andere Aspekt der fünf Lauftypen etwas an den Haaren herbeigezogen vorkommen. Ich versichere dir: Es gibt diese Lauftypen. Ich bin durch meine Arbeit, das genaue Beobachten vieler Tausend laufender Menschen, auf diese Muster gestoßen. Erst später wurde mir die Verknüpfung bewusst zwischen der Art, wie Menschen laufen, und ihrer persönlichen Denk- und Lebensweise inklusive den damit verbundenen Problemen – die sich wiederum im Laufen zeigen.

Wir werden in der Werbung, in sozialen Medien oder auch im Privaten ständig mit Bildern von sportlichen Menschen konfrontiert. Selbst wenn wir es nicht wollen, nehmen wir schleichend ein Idealbild an, wie man beim Laufen auszusehen hat. Wie man sich als laufender Mensch zu verhalten hat. Was echte Läuferinnen und Läufer ausmacht. Oder was man erreichen sollte. Selbst wenn wir uns klar gegen diese Normierungen entscheiden, kann diese Rolle anstrengend sein und unnötige Energie abziehen. Ich kenne das nur zur gut, denn auch die Rolle eines Freiläufers kann ein Rolle sein, die man nach außen und innen spielt. „Ich muss entspannt sein", „Ich soll aufrecht laufen", „Ich bin Barfußläufer, der viel Freude hat" – auch solche Glaubenssätze und Rollen können Druck aufbauen.

Wenn ich mich auf Instagram umschaue, sehe ich immer wieder Läuferinnen und Läufer, die sich in extrem dynamischen Laufbewegungen in Szene setzen. Die Arme sind in einem Winkel von 90 Grad zum perfekten Läuferdreieck am Körper angewinkelt, ein sichtbares Dreieck, das der weit nach hinten gezogene Arm mit dem Rücken bildet. Der eine Arm weit nach hinten gezogen, der andere weit vorne. Die Hände werden wie im Sprint entweder zur Faust geballt oder zu einem flachen starren Brett gehalten. Gerne springen sie für die Momentaufnahme hoch in die Luft. All das soll wahrscheinlich besonders viel Sportlichkeit in ihrer Bewegung suggerieren.

Es gibt Menschen, bei denen sieht man nicht nur auf Instagram diese riesigen Bewegungsamplituden, sondern auch im echten Leben. Und zwar bei Geschwindigkeiten, in denen sie gar nicht nötig sind. Zumindest nicht, um vorwärtszukommen. Da werden die Arme und Füße nach hinten und die Knie nach oben gezogen, damit ... ja, warum eigentlich? Weil man das so macht. Weil es die Profis so machen. Nun laufen die Profis aber in der Regel ganz schön schnell. Wenn Profis einen Marathon unter zweieinhalb Stunden laufen, tun sie dies in Geschwindigkeiten von 18–21 km/h. Dann sind diese großen Bewegungen der Geschwindigkeit angemessen und sogar notwendig. Wenn wir Hobbylaufenden uns mit 6–12 km/h fortbewegen, brauchen wir sie nicht. Wenn wir bei 8 km/h die Ellenbogen bewusst und deutlich nach hinten ziehen, ist das eine dem Bewegungsziel unangemessene Bewegung.

Eigentlich brauchen wir unsere Arme zum Laufen überhaupt nicht. In den eben genannten Geschwindigkeiten sollte es ohne Probleme möglich sein, die Hände auf den Bauch oder die Brust zu legen und die Arme dabei am Körper zu halten. Probiere es einfach aus. Dass wir unsere Arme beim Laufen anwinkeln und nicht wie beim Gehen einfach hängen lassen, ist der Tatsache geschuldet, dass sie uns stören und aus der Bewegung hebeln würden. Also machen wir den Hebel klein, indem wir die Unterarme nach oben ziehen. In höheren Geschwindigkeiten helfen sie mit, den Oberkörper zu stabilisieren.

WER SCHNELLER LÄUFT, MUSS IM ZIEL LÄNGER WARTEN

Zu den übertriebenen Bewegungen kommt bei den meisten noch ein unglaublicher Druck, möglichst schnell laufen zu müssen. Das ist nicht nur in der Laufszene ein allgegenwärtiges Phänomen: Schnelligkeit gilt als höchstes Ziel. Anfängerinnen und Anfänger fühlen sich schlecht, wenn sie langsam jöggeln. Deshalb laufen viele für ihren Trainingsstand viel zu schnell. Alle wollen mit den Profis mithalten. Im Laufen zeigt sich für mich ein Symptom unserer Zeit: Nur wer schnell ist und ein Ziel nach dem anderen erreicht, ist leistungsfähig – oder fühlt sich zumindest so. Und so rennen sie durch die Städte und Wälder mit aufpeitschender Musik in den Ohren, die sie als motivierend bezeichnen, und sind gedanklich eigentlich nur im Ziel bzw. unter der wohlverdienten Dusche.

Wer schneller läuft, hat weniger vom Laufen selbst und muss im Ziel länger warten. Wenn ich 30 Minuten Zeit zum Laufen habe, muss ich nicht schneller laufen, um in dieser Zeit mehr erreicht zu haben.

Ob ich sechs oder zwölf Kilometer pro Stunde gelaufen bin, ist vollkommen irrelevant, wenn ich eine gute Zeit hatte.

Dieses sportliche Rollenbild eint alle Lauftypen. Nur legt Rocky es anders aus als die Schnecke. Für alle gilt Laufen als Sport mit all seinen Insignien: dem gedämpften Laufschuh, spezieller Laufkleidung, Pulsuhr und der leistungsbezogenen inneren Haltung. Selbst wenn die Schnecke keine großen sportlichen Ziele hat. Den Ansporn zwei- bis dreimal in der Wochen joggen zu gehen, um sich fit zu halten, hat auch sie. Sie macht es sich dabei mit ihrer Freundin halt möglichst nett. Ich denke, dass wir weder Sportlichkeit noch sportlichen Ehrgeiz im Laufen brauchen, um Freude an der Bewegung zu erleben. Es ist nur das, was wir gelernt haben. Und meiner Erfahrung nach verhindert es sogar die Lust am Laufen selbst. Nicht umsonst wenden sich viele Menschen lieber sogenannten Fun-Sportarten zu. Also Sportarten, bei denen es einfach nur um Freude geht. Zählen, messen und vergleichen gehört meist nur am Rande dazu. Laufen wird nicht zu den Fun-Sportarten gezählt. Laufen ist bitterer Ernst.

Es sind diese Bilder und Rollen, die dazu führen, dass Menschen erst gar nicht anfangen zu laufen, dass sie ihre „Laufkarriere" schnell wieder beenden oder dass Laufen ein Sport für sie bleibt, für den sie ihren Schweinehund stets aufs Neue überwinden müssen, also einfach keine intrinsische, von innen kommende Motivation entwickeln können.

DIE ANGST HINTER SICH LASSEN

Häufig erreichen mich Fragen, ob man es mit bestimmten Beschwerden (zum Beispiel Arthrosen, Hallux valgus, Knickfuß, Bandscheibenschädigungen etc.) wagen könne, mit dem Laufen zu beginnen oder wieder einzusteigen. Meine Antwort ist: Nein. Man sollte es nicht wagen. Denn „wagen" bedeutet, etwas auf gut Glück zu riskieren oder aufs Spiel zu setzen. Man sollte es machen, und zwar ohne Angst, dafür mit größter Vernunft. Ohne sportliche Ambitionen, dafür mit viel Geduld. Ohne Ziel, dafür mit gelassener Absichtslosigkeit.

Wie wir anfangs in diesem Buch besprochen haben, sind wir Menschen Meister der Anpassung (s. S. 22). Lassen wir unserem Körper genug Zeit, gehen wir vernünftig und geduldig vor, können wir uns an die erstaunlichsten Dinge und Einschränkungen anpassen.

Die Krux ist, dass wir daran gewöhnt sind, uns erst nach Erreichen einer gewissen Leistung Erholung zu erlauben. So haben wir es gelernt: erst die Arbeit, dann das Vergnügen. Wer sich vorher regeneriert, gilt als faul. Und Faulheit ohne zuvor erbrachte Leistung ist in unserer Gesellschaft verpönt. Viele Menschen gestehen sich erst dann eine Pause zu, wenn sie körperliche oder geistige Erschöpfung spüren.

Treiben wir Sport, greift dasselbe Muster.

Sport ist für uns ein Werkzeug, um den Dämon der Faulheit besiegen zu können.

Wer Sport gemacht hat, hat etwas geleistet und darf sich besser fühlen als alle, die keinen Sport gemacht haben. Es gibt Kolleginnen und Kollegen aus der Trainerszene, die tatsächlich mit diesem Gefühl der Überlegenheit arbeiten. Morgens um sechs Uhr aufzustehen und vor allen anderen laufen zu gehen wird bei ihnen gefeiert. Nicht weil es ein wunderbares Erlebnis war, aus dem sich Kraft schöpfen lässt, sondern so, als wäre jeder neue Tag ein Kampf, in dem wir immer wieder über uns selbst siegen müssen, um uns dann dank unserer Leistung wertvoll zu fühlen.

SO LEICHT WIE MÖGLICH

Du kannst die Hürde der Angst oder der Überwindung vor dem Laufen mit einem einfachen Trick so niedrig werden lassen, dass du sie beim Überwinden nicht einmal wahrnimmst. Wenn die Latte nur niedrig genug hängt, wirst du nicht an ihr hängenbleiben und stürzen. Und mit niedrig meine ich richtig niedrig. So niedrig, dass sie nur noch als leichte Bodenschwelle spürbar ist.

Wenn du zwei Beine und Füße hast, mit denen du 100 Meter ohne große Beschwerden gehen kannst, wirst du wahrscheinlich 10 Meter in sehr geringer Geschwindigkeit und mit Gelassenheit laufen können. Vielleicht kannst du auch 100 Meter beschwerdefrei laufen. Der Trick ist, sich von dem zu lösen, was wir mit Sport verbinden. Wenn du 100 Meter ganz langsam und locker gelaufen bist, hast du vielleicht nicht das Gefühl, Sport gemacht zu haben, weil du nicht erschöpft und durchgeschwitzt bist. Aber: Du bist gelaufen. Und das sogar messbar.

Niemand sollte dir vorschreiben, wie weit und wie schnell du laufen sollst. Auch du dir selbst nicht.

Es gibt keine Strecke, die du mindestens gelaufen sein musst, um gelaufen zu sein. Wenn Laufen kein Sport mehr ist, kann es auch in deinem Alltag vorkommen. Manche brauchen hingegen 20 Minuten, nur um sich für das Laufen vorzubereiten. Aufraffen, wettergerechte Laufklamotten finden und anziehen. Merken, dass es draußen doch kühler ist und sich noch einmal umziehen. Schnell noch etwas trinken, den Notfall-Riegel einstecken, ein letztes Mal aufs Klo gehen, die richtige Playlist auf dem Handy suchen, die Pulsuhr suchen, die Pulsuhr anziehen und fürs Tracking bereitmachen, auf das GPS-Signal warten ... auf das GPS-Signal warten ... GPS-Signal gefunden, jetzt kann es losgehen. Mist, Schlüssel vergessen.

Mache es dir so leicht wie möglich. Du brauchst keine spezielle Laufkleidung. Eigentlich auch keine speziellen Schuhe (dazu mehr ab S. 117), wenn du langsam und kurze Distanzen läufst. Diese kleinen Distanzen kannst du auch wunderbar in deinen Alltag integrieren. Wenn du dein Kind in die Kita bringst, laufen beide einfach für 100 Meter. Was spricht dagegen, beim Spaziergang mit deinem Hund ein Stück mit ihm zu laufen?

Dein Körper wird sich an diese niederschwellige Anforderung anpassen. So gewöhnst du dich mit etwas Geduld langsam, sicher und schonend an das Laufen. Dazu bedarf es keines Muskelkaters, keiner brennenden Lunge und auch keines Schweinehunds, der erst mal überwunden werden muss. Gerade auch, wenn du eine routinierte Läuferin oder ein routinierter Läufer bist, finde ich diese Haltung äußerst wertvoll. Schaffst du es, nur 100 Meter zu laufen und dabei Freude zu empfinden? Wie langsam kannst du ohne inneren Widerstand laufen? Bist du in der Lage aufzuhören, wenn es am schönsten ist?

PRAXIS-ÜBUNGEN FÜR EINEN INDIVIDUELLEN, UNBESCHWERTEN LAUFSTIL

„Laufen kann so einfach sein, man muss nur wissen, wie es geht." Diesen Satz habe ich schon häufig gelesen. Meist folgt dann eine lange Reihe von Anweisungen, wie man seinen Körper benutzen soll, um „richtig" zu laufen. Ich halte von diesen Instruktionen nicht viel, wenn sie den Bewegungsablauf und die Körperhaltung in einem starren Idealbild vorgeben. Noch dazu ist es uns Menschen nur schwer möglich, eine Körperhaltung einzunehmen, die uns von anderen angeordnet wird. Wir können das. Aber bis wir sie wirklich verinnerlicht haben, dauert es meist lange und sie bleibt in der Regel einstudiert. Wir machen sie nicht wirklich zu unserer persönlichen Bewegung, sie hat mit uns als Individuum nichts zu tun. Mein Team und ich haben viele dieser einstudierten Laufstile gesehen. Nach einiger Zeit konnten wir sie sogar den einzelnen Laufschulen zuordnen.

Die folgenden Übungen dienen dir dazu, deinen eigenen, individuellen Laufstil zu finden. Einen Laufstil, der sich von Sport und Rollen losgelöst hat und sich für dich einfach nur gut anfühlt. Wenn sich das Laufen für dich gut anfühlt, dann kann es nicht ganz falsch sein. Es ist wie beim Gehen. Sobald wir versuchen, diese natürliche Bewegung mit unserem Verstand zu steuern, wird sie beschwerter.

Bleibe also vollkommen bei dir und suche die maximale Leichtigkeit. Dein Intellekt wird vermutlich versuchen, ein bisschen dazwischenzureden. Also: Kopf aus und dem nachgehen, was für dich stimmig ist. Ohne „Sollte es nicht aber so sein?" oder „Laufpapst XYZ sagt aber doch, dass die Arme ...". Wenn du an deinen persönlichen Laufstil gehst, gibt es nur eine Orientierung: „Ist das leichter so? Ja, ist es. Ok, dann mach ich das." Ich sehe darin einen Teil unserer menschlichen Natur, die wir nun gemeinsam entdecken.

> Diese drei Dinge sind für ein natürlich leichtes Laufen mit möglichst wenig Verletzungsgefahr wichtig:
> 1. Rhythmus
> 2. Haltung
> 3. Entspannung

DAS NEUE „FREILÄUFERDREIECK“

Die oben genannten drei Eckpunkte Rhythmus, Haltung und Entspannung sind die Basis für natürlich leichtes Laufen. Sie bilden das, was ich das neue „Freiläuferdreieck“ nenne. Wichtig ist, zu wissen, dass sie sich aufeinander auswirken. So haben Entspannung und Haltung, mental wie körperlich Einfluss auf deinen Laufrhythmus. Der Rhythmus wiederum verändert die Spannung und die Haltung. Es wäre also sinnlos, nur an einer dieser Stellschrauben zu drehen, um deinen Laufstil zu verbessern. Viele, die zu mir kommen, haben von einer optimalen Schrittfrequenz gehört, die bei 180 Schritten pro Minute liegt. Sie verändern dann ihre individuelle Frequenz auf diesen vorgeblichen Optimalwert – und wundern sich, wie unkomfortabel oder sogar albern sich das anfühlt. Es ist schon fast ein Klassiker, dass sie sich nur die Schrittfrequenz aussuchen. Die scheint leicht veränderbar. Doch ohne eine entsprechend entspannte Haltung funktioniert das nicht. Und

Entspannung kann man nicht schnell mal eben mit der Brechstange herstellen, nur weil sie gerade benötigt wird.

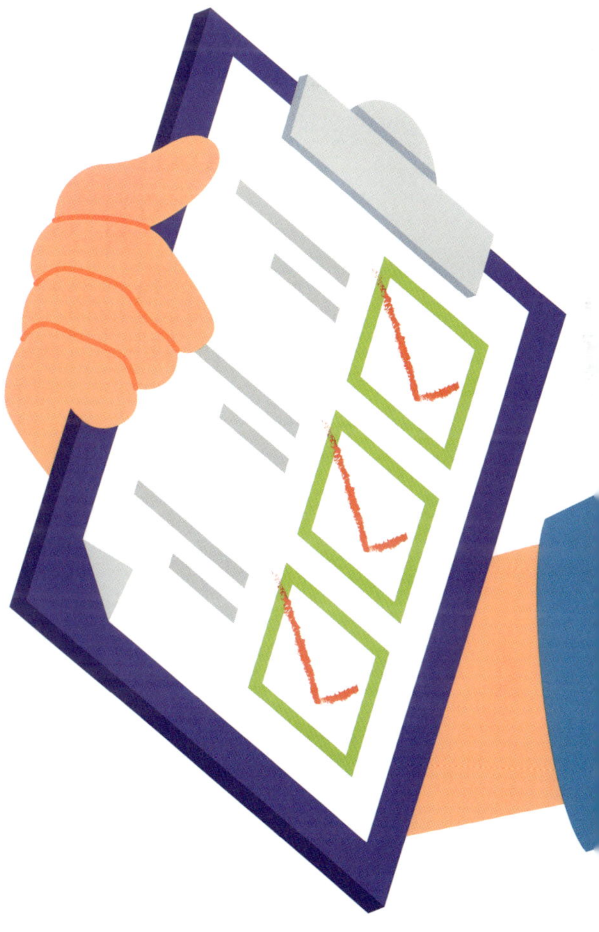

Nachdem wir uns im Folgenden kurz mit der Schrittfrequenz befassen und ich dir zeige, wie du deinen eigenen Rhythmus findest, lernst du anhand von ganz einfachen Übungen, entspannt zu laufen. Wenn wir gehen oder laufen, brauchen wir elastische Strukturen wie Sehnen, Bänder und Faszien, die Energie speichern und wieder abgeben können. Wie eine Sprungfeder können sie gedehnt werden, nehmen dabei Energie auf und beim Loslassen ziehen sie sich wieder zum Ursprungszustand zusammen und geben die Energie wieder ab. Die Achillessehne ist für das Laufen sehr wichtig, sie kann besonders viel Energie aufnehmen. Hüpfen wir auf der Stelle leicht auf und ab, wird sie durch die vertikale Bewegung gespannt, sobald der Vorfuß den Boden berührt und die Ferse sich absetzt. Nach einer kurzen statischen Phase zieht sich die Achillessehne wieder zusammen und nimmt das Fersenbein mit hoch. Beim nächsten Hüpfer hilft sie passiv mit, den Körper nach oben abzudrücken.

Damit die Achillessehne auch wirklich viel Bewegungsenergie aufnehmen kann, muss sie an der Wadenmuskulatur für den kurzen Moment, in dem der Fuß auf dem Boden steht, gehalten werden. Also muss sich die Unterschenkelmuskulatur anspannen. Das geschieht ganz automatisch durch den sogenannten Stretch-Reflex. Werden Muskeln sehr kurz und impulsiv gedehnt, so löst diese Dehnung einen Reflex aus, der für eine kurze Kontraktion der Muskeln sorgt. Du kennst dieses Prinzip wahrscheinlich vom sogenannten Patellarsehnenreflex: Wenn man mit einem Hämmerchen leicht auf die Sehne unter der Kniescheibe schlägt, schnellt der Unterschenkel nach vorne. Das passiert, weil bestimmte Sensoren im Oberschenkelmuskel gereizt werden und als Reflex die Kontraktion des Muskels folgt. Das passiert auch in vielen anderen Muskeln und eben auch in der Wadenmuskulatur, wenn sie beim Aufsetzen mit dem Fuß kurz und schnell gedehnt wird.

Das Einfache daran ist: Du musst dafür nichts machen. Das Schwierige daran ist: Du musst dafür nichts machen. Sobald du deine Muskulatur aktiv anspannst, wird der Reflex nicht mehr ausgelöst. Das kannst du selbst testen, indem du dir einmal mit einem nicht angespannten Oberschenkelmuskel mit der Handkante leicht unter die Kniescheibe schlägst und einmal, wenn der Muskel angespannt ist. Damit dieses Reflex-System wirklich gut funktioniert, bedarf es zweier Dinge. Die Muskulatur muss möglichst locker sein, damit der Reflex auslösen kann, und die Wadenmuskulatur muss im richtigen Moment angespannt sein, damit die Achillessehne für den kurzen Moment Energie laden kann. Zudem darf das Zeitfenster zwischen Landung und Abdruck nicht zu groß sein. So spielen Entspannung und Schrittfrequenz zusammen.

Entspannungs-Übung

Die progressive Muskelentspannung (PMR) ist eine wissenschaftlich fundierte und leicht zu lernende Entspannungstechnik. Einzelne Muskelgruppen von Kopf bis Fuß werden angespannt und wieder locker gelassen, wodurch nach und nach ein höherer Entspannungszustand erreicht wird. Die Mini-PMR der Freilauf-Methode dient einem zügigen muskulären Reset ohne lange Sitzung. Du kannst sie im Stehen vor jedem Lauf oder Spaziergang machen. Danach kann der Organismus genau so viel Spannung liefern, wie von der Bewegungsaufgabe gefordert wird. Alte Bewegungsvorstellungen werden dadurch zum Teil eliminiert.

Stelle dich beidbeinig etwa hüftbreit hin. Spanne nun nacheinander die unten angeführten Muskelgruppen mit ca. 70 % deiner maximalen Spannung an. Nach ca. 7 Sekunden löse die Spannung, spüre kurz nach und widme dich der nächsten Muskelgruppe. Hier die Gruppen von unten nach oben:

- ✓ Zehen in den Boden drücken, Fußgewölbe fest machen
- ✓ Wadenmuskulatur, Zehen dabei etwas hochziehen
- ✓ Oberschenkelvorderseite, Knie dabei durchstrecken
- ✓ Gesäß
- ✓ Bauch anspannen, den Bauchnabel dabei nach innen ziehen
- ✓ Die Schulter nach hinten ziehen, die Brust fest machen und die Fäuste fest zusammenballen, Kopf in den Nacken
- ✓ Zähne zusammenbeißen, Zunge an den Gaumen legen, die Augen schließen und zusammenpressen

Du kannst die Mini-PMR auch als kurze knackige Variante machen, indem du alle Bereiche von unten nach oben durchgehst, die Spannung aber jeweils hältst und schließlich alles zusammen anspannst. Gehe möglichst schnell von den Füßen bis zum Kopf hoch und halte die Spannung dann für ca. 5 Sekunden. Diese kurze Version bietet sich vor allem als ein kompakter Reset vor jedem Laufen an. Statt die Anspannung des Tages rauszulaufen, kannst du mit ihr sofort entspannter loslaufen.

Nun laufe los und nimm wahr, wie es sich anfühlt. Wenn du die Übung zum ersten Mal machst, laufe vorher ein paar Meter als Pre-Test (s. S. 49) und spüre dann, wie es sich nach der Übung verändert hat.

Finde deinen Rhythmus

Am besten machst du die folgenden Übungen wieder barfuß auf deiner angenehmen Teststrecke (s. S. 76). Wenn du nach den Übungen für den Test losläufst, um die Veränderung zu spüren, reduziere die Distanz auf maximal 500 Meter. Das ist Teil der Übung.

Für diese Übung benötigst du ein Metronom (auch Taktel genannt). Solltest du keines auf deinem Klavier stehen haben, bietet sich eine App an. Du findest in App-Stores zahlreiche kostenlose Apps, die diesen Zweck erfüllen.

Stelle dich auf einen harten, tragenden Untergrund (Holzboden, Fliesenboden, Steinboden, Asphalt etc.) und hüpfe mit beiden Beinen gleichzeitig ein paarmal auf und ab. Beobachte dich dabei. Ist der Fuß locker? Kommt die Ferse auf den Boden? Bist du bemüht, relativ hoch zu springen?

Was wir hier erreichen wollen, ist ein möglichst lockeres Hüpfen mit kleinen Bewegungen. Lass die Arme also locker wie zwei Würstchen hängen.

Mache nun wieder ein paar Hüpfer für ungefähr 20 Sekunden und achte dieses Mal darauf, möglichst nah am Boden zu bleiben. Deine Fersen dürfen den Boden berühren und deine Schultern dürfen beim Aufsetzen richtig mit nach unten sacken.

Kinder sind immer wieder ein gutes Vorbild. Wenn sie laufen, sieht das oft nicht nach einem sauberen Laufstil aus, sie machen sich auch keine Gedanken darum. Wenn sie rennen, setzen sie meist kräftig mit dem ganzen Fuß auf, zum Leidwesen mancher Elternohren. Sie stampfen regelrecht. Stelle dir nun also vor, du bist ein wütendes Kind, das einige Male mit den Beinen auf den Boden stampft. Beobachte dabei, wie dein Fuß auf den Boden aufsetzt. Die flache Fußstellung übernimm nun ins „fröhliche" Hüpfen.

Jetzt kommt das Metronom ins Spiel. Stelle es auf einen Takt mit 155 bpm (Schlägen pro Minute). Nimm den Beat auf und hüpfe ca. 20 Sekunden in dieser Frequenz.

Dasselbe mache mit den Frequenzen 165, 175 und 195. Versuche bei allen Durchläufen immer nah am Boden zu bleiben und mache nach jedem Durchgang eine Pause, um Füße und Waden zu lockern. Beobachte bei allen Frequenzen, wie schwer oder leicht dir die Auf- und Ab-Bewegung fällt und wie sich deine Körperspannung verändert. Meiner Erfahrung nach empfinden die meisten Menschen den Bereich zwischen 170 und 180 als eine gute Mischung aus Anstrengung und Spannung. In niedrigeren Frequenzen wird weniger Körperspannung, aber mehr Kraftaufwand und bei höheren Frequenzen weniger Kraftaufwand, aber eine unangenehme Körperspannung erlebt.

Genau dieser Bereich passt auch zu dem beschriebenen Prinzip der Stretch-Reflexe. Egal ob du hüpfst oder läufst.

Suche dir deine Lieblingsfrequenz. Lasse deine Ferse ruhig ein paarmal auf den Boden donnern und erhöhe die Spannung nur gerade so viel, dass es leise wird, die Bewegung selbst sich aber nicht verändert. Nutze das Metronom am besten bei deinen nächsten Läufen, um die Frequenz zu verinnerlichen. Du brauchst sie dabei nur so laut zu machen, dass du den Ton gerade so wahrnimmst und er dich nicht stört.

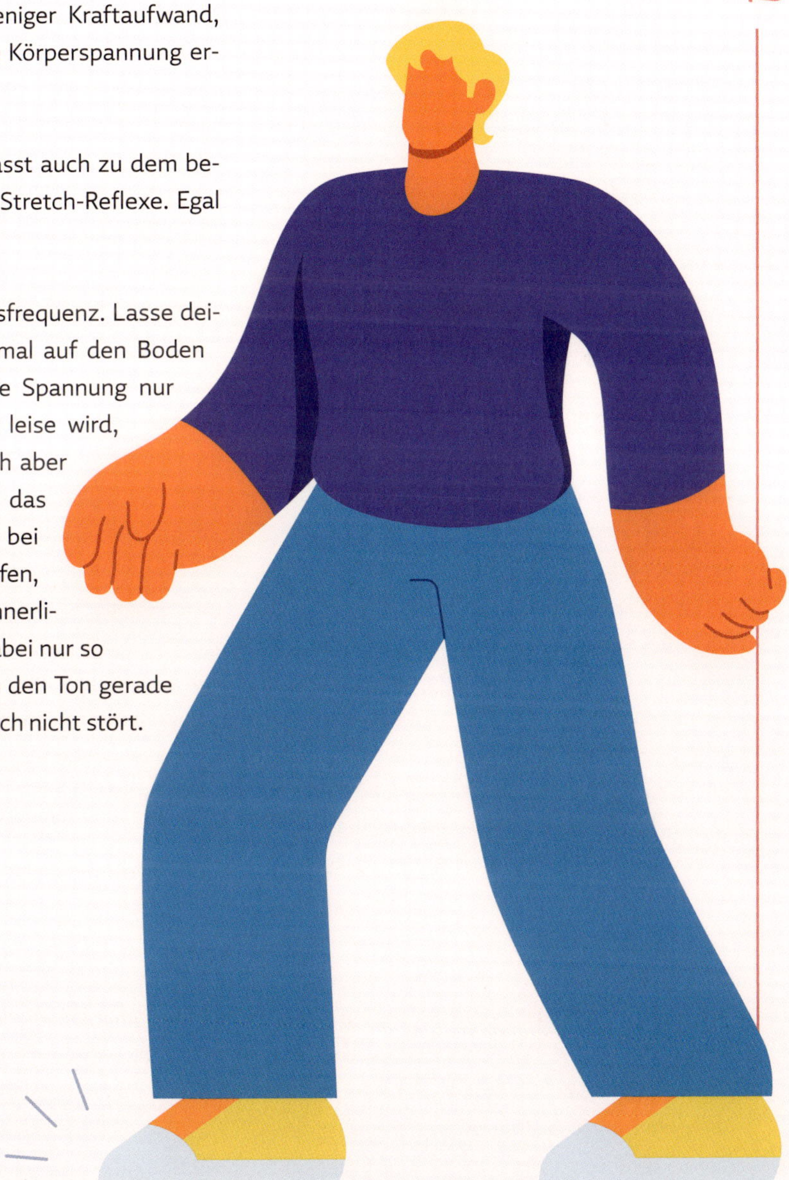

Übung zur (inneren und äußeren) Haltung

Diese Übung hat als Ziel, dich von der Meinung anderer abzukoppeln und dein Selbstwertgefühl zu stärken. Sie dient der Befreiung der Zwerchfellbewegung in den Bauchraum. Nicht zuletzt lässt sie eine natürliche aufrechte Haltung entstehen.

Stelle dich wieder beidbeinig etwa hüftbreit hin. Wenn du magst, schließe die Augen. Lege deine Handflächen entspannt auf den unteren Bauch, sodass die kleinen Finger oberhalb der Leiste liegen. Spüre, wie mit deiner Atmung die Luft in deinen Körper strömt und deinen Oberkörper bewegt.

Stelle dir nun vor, dein Bauch sei ein mit Wasser gefüllter Ballon, der in deinen Händen liegt. Mit dem Einatmen füllt er sich ein wenig mehr mit Wasser und wird jedes Mal etwas schwerer. Spüre, wie sich deine Bauchdecke an deinen Fingern ausbreitet. Schließlich ist der Ballon so weit und schwer, dass er mit seinem vollen Gewicht in deinen Händen liegt.

Halte diese Position einen Moment und nimm die angenehm entspannte Lösung deines Bauches wahr. Lass ihn in deinen Händen ruhen und widme dich nun deiner Brust und deinen Schultern. Spüre, wie dein einströmender Atem zunächst in den Bauch und von dort aus nach oben in Richtung deiner Lungenspitzen bis zu den Schultern fließt. Fühle die sanfte Aufrichtung in Schulter, Nacken, Hals und Kopf.

Nun hänge ich dir zwei imaginäre Wassereimer an deine Hände. Sie sind mit gerade so viel Wasser gefüllt, dass sie deine Arme bestimmt, aber kampflos nach unten ziehen. Du musst keinerlei Kraft aufwenden, um sie zu halten. Nachdem der Atem deine Schultern erreicht hat, atme weich aus und lasse deine Schultern von den Wassereimern sanft nach unten ziehen. Wiederhole das Ein- und Ausatmen in dieser Haltung für ungefähr zehn Atemzüge. Wenn du magst, sage dir in diesem Moment: „Ich bin gut, so wie ich bin!"

Dann laufe ganz langsam und voller Achtsamkeit los. Lasse beide Arme zunächst wieder locker hängen und ihre Position finden, in der sie deine lockere Laufbewegung nicht stören. Du kannst gerne nach einigen Metern anhalten, die Übung wiederholen und wieder loslaufen.

Auch wenn du irgendwann etwas schneller läufst, behalte diese Haltung bei.

Deine Aufgabe ist, mit diesen drei Übungen deinen Rhythmus, deine Haltung und deine Entspannung zu finden. Habe keine Angst, dass du zu entspannt sein könntest. Die Reflexe deines Körpers sorgen ganz allein für das richtige Maß.

FUSSPFLEGE

Vorneweg: Barfußgehen und somit auch die Freilauf-Methode verursachen nicht automatisch Hornhaut. Eher im Gegenteil:

Zu enge Schuhe und Fehlbelastungen beim Gehen sind die Hauptverursacher von Hornhaut.

Wer die Freilauf-Methode lernt, beugt dadurch auch der Bildung von Hornhaut vor. Gepflegte Füße und die Freilauf-Methode schließen sich nicht nur nicht aus. Sie passen gut zusammen. Zu der Aufmerksamkeit, die wir unseren Füßen widmen sollten, gehört auch, sie gut zu pflegen.

Was sich für dich und deine Füße am besten anfühlt, entscheidest du am besten selbst. Ich persönlich halte es gern simpel: Wenn ich nach Hause komme, wasche ich meine Füße – genau wie ich auch meine Hände wasche. Für die Fußwäsche verwende ich Seife oder Duschgel. Für hartnäckige Fälle nehme ich Bimsstein, um Flecken und Ränder wegzurubbeln. Hornhaut entferne ich regelmäßig und um die Haut meiner Füße schön geschmeidig zu halten, nehme ich am liebsten Hirschtalg.

Darauf solltest du beim Schuhkauf achten:

- ✓ Keine Sprengung
- ✓ Kein Absatz
- ✓ Möglichst viel Fußfreiheit
- ✓ Nicht zu dünne Sohlen
- ✓ Gutes Gefühl beim Anprobieren

DER PASSENDE SCHUH FÜR DEINE FÜSSE

Über das Thema Barfuß- oder Minimalschuhe könnte man ein eigenes Buch schreiben. Manche machen eine Wissenschaft – und ein florierendes Geschäft – daraus. Das Buch wäre meiner Meinung nach jedoch das Papier nicht wert, auf dem es gedruckt würde. Es reicht, wenn deine Schuhe ein paar grundsätzliche Anforderungen erfüllen, damit du die Freilauf-Methode sinnvoll umsetzen kannst.

Schuhe mit Sprengung (s. S. 45) oder Absatz widersprechen der Idee der Freilauf-Methode. Denn Absätze verändern dein natürliches Gangverhalten und Sprengungen in Laufschuhen behindern deine entspannte Haltung und die Funktion der Reflexe. Wenn du bisher in Schuhen mit Absätzen gehst und läufst, solltest du die Umstellung auf barfuß laufen und Barfußschuhe vorsichtig angehen. Die Übungen zur Entspannung und zur Aktivierung des Sprunggelenks (S. 63) können helfen, deine Sehnen und Muskel mit ihrem neuen Bewegungsspielraum unter der Ferse nicht zu überlasten.

Du hast in diesem Buch erfahren, wie wichtig es sein kann, deinen Füßen, insbesondere den Zehen, viel Platz zu geben, damit sie deinen Körper gut tragen können. Diese Entfaltung sollte dein Schuh möglichst wenig einschränken. Alle Barfußschuhhersteller werben mit einer breiten Zehenbox. Doch es gibt eklatante Unterschiede. Welcher Schuh zu deinem Fuß passt, kannst nur du herausfinden.

Wenn du gerade am Anfang deiner Fußentfaltung stehst, solltest du Schuhe so auswählen, dass sie voraussichtlich auch in einigen Monaten noch genug Platz bieten, denn deine Füße werden wahrscheinlich etwas breiter und länger.

Achte auch darauf, dass es innen im Schuh möglichst keine Hubbel im mittleren Bereich und unter deinem Fußgewölbe gibt (Mittelfußstütze). Ist das Gewölbe unterfüttert, kann dies die Bewegung deines Fußes in die Länge einschränken und in der Bewegung unnötig Spannung provozieren. Wenn möglich, stelle dich barfuß auf den Schuh mit der Ferse hinten dran und schaue grob, wie viel Platz der Schuh deinen Zehen realistisch bieten kann. Die Materialdicke an den Seiten musst du dabei natürlich mit einkalkulieren.

AUF DAS FUSSGEFÜHL ACHTEN

Bevor du in einen Schuh schlüpfst, um ihn anzuprobieren, gehe ein paar Meter barfuß und nimm das Gefühl wahr. Ziehe dann die Schuhe an und schaue, wie sie deinen Gang verändern. Ein guter Schuh sollte das Ganggefühl möglichst wenig beeinflussen. Das Gefühl, in einem Barfußschuh vorne zu „schwimmen“, ist durchaus normal, gerade für Neulinge. Ein guter Schuh oder eine gute Sandale sollte im hinteren Bereich um die Fessel für ausreichend Halt sorgen und den Zehen Platz geben.

Zieht der Schuh deine Füße in eine unnatürliche Position? Wird das Abrollverhalten verändert? Schränkt er deinen (neuen) unbeschwerten Laufstil ein? Nimmt er deinen Zehen Bewegungsfreiheit? Fühlst du dich allgemein nicht wohl? Dann ist es nicht der richtige Schuh. So einfach kann man es sagen.

Mein Tipp für mehr Zehenfreiheit: Man kann bis zu drei Nummern größer nehmen. Dann können deine Zehen nämlich im breitesten Teil des Schuhs liegen, bevor er nach vorne hin wieder (auch bei den meisten Barfußschuhen) etwas schmaler wird. Du solltest dir nur nicht vorkommen wie ein Clown. Wobei man das meist nur in den ersten Tagen so empfindet. Und von außen bemerkt es sowieso niemand. Nur behindern sollten die größeren Größen dich nicht.

Auf der Website der Freilauf-Methode (www.freilauf-methode.com) findest du eine Seite mit Barfußschuhen, die wir gerne empfehlen. Für mich persönlich hat sich die Huarache-Sandale, die ich schon seit zehn Jahren trage, als Standard durchgesetzt. Heute nicht mehr gewickelt, sondern in einer modernen, industriellen Variante. Das Prinzip ist immer noch dasselbe: Ein Riemen-System hält eine solide Gummiplatte so geschickt unter der Fußsohle, dass man damit gehen, laufen, hüpfen und springen kann. Nach ein bisschen Übung sind damit sogar alpine Touren möglich. Nun laufe ich also endlich doch wie die Tarahumara durch die Wälder und Berge Europas.

Neben der mir so wichtigen Zehenfreiheit, durch die sie mir wie kein anderer Schuh schmerzfreies Laufen ermöglichen, schätze ich besonders das Gefühl der Freiheit, das mir meine Sandalen geben. Ich spüre die Temperatur und den Wind zwischen den Zehen. Und doch kann ich fast bedenkenlos über Stock und Stein flitzen, was ich ganz barfuß nicht so unbeschwert könnte. Sie sind für mich daher die perfekte Mischung aus beiden Welten.

DIE SOHLE IST WICHTIG

Ein häufiger Fehler bei den Sohlen von Barfußschuhen ist der Glaube „weniger ist mehr". Das trifft nicht immer zu. Bei Sandalen ist eine gewisse Sohlenstärke sinnvoll, um die Stetigkeit zu garantieren. Zu dünne Sohlen schlabbern vor allem vorne gerne herum und klatschen nervig auf den Boden. Die Sohle ist zudem Hauptisolator gegen Kälte von unten. Du kannst dich auch bei Minusgraden entspannt mit nackten Füßen in Sandalen bewegen, wenn die Sohle dick genug ist. Die Dicke der Sohle bestimmt zudem, wie unbeschwert du auf schwierige Untergründe reagieren kannst. Dickere Sohle sorgen für eine angenehmere Verteilung von Druckspitzen. So kannst du ohne Schmerzen leicht über spitze Steine und Ähnliches laufen. Ich variiere bei meinen Sandalen meist zwischen 5 mm für Straßen und 9 mm Sohlenstärke für Gelände.

Der Freilauf-Gedanke hat als Grundregel: Entspannung geht vor Barfußleistung.

Damit ist gemeint, dass für deinen Gang- und Laufstil wichtiger ist, dass du dich entspannen kannst, als dass du verkrampfst, weil du deinem Fuß zu viel abverlangst. Zu bedenken ist aber auch, dass Entspannung zu einem leichteren Umgang mit unangenehmen Untergründen und Kälte beiträgt. Last but not least: Die Dosis macht wie immer das Gift. Taste dich einfach behutsam und frei von Dogmen an die Fähigkeiten deiner Füße mit und ohne Schuhe heran.

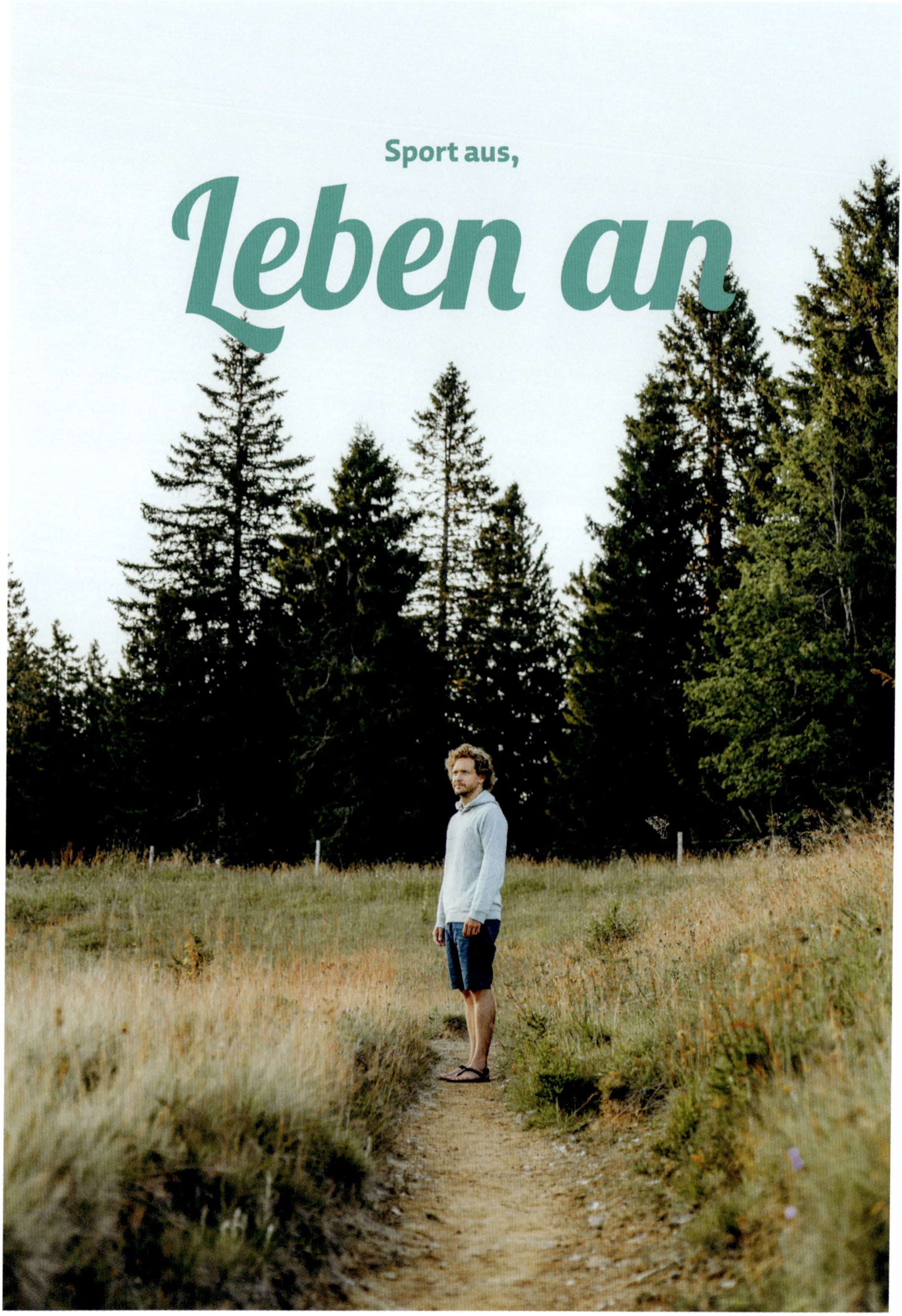
Sport aus,
Leben an

MIT DEM BULLI INS WURMLOCH

Vor einiger Zeit habe ich mir einen alten Traum erfüllt: Seit meiner Jugend wollte ich einen Camper. Als ich nach der ersten aufregenden Bulli-Tour in die Waschanlage fahren wollte, wurde mir klar, dass das aufgrund der Aufbauten am Bus gar nicht möglich war. Also blieb mir nur die Handwäsche. Ich stellte den Bus in einer Selbstwäsche-Box ab und begann etwas mürrisch, ihn mit dem Hochdruckreiniger von außen zu benässen.

Vier Stunden später kam ich mit einem Mikrofasertuch in der Hand das Cockpit wischend wieder zu mir. Ich hatte alles um mich herum vergessen. Ich muss in ein zeitliches Wurmloch geraten sein. Ohne es zu merken, war ich dermaßen in meine Tätigkeit versunken, dass die Zeit vollkommen nebensächlich wurde. Und auch das primäre Ziel – ein sauberes Auto – rückte vollkommen in den Hintergrund. Stattdessen wischte, polierte und saugte ich in völligem Einklang mit mir und meinem Wagen. Dieses Gefühl erinnerte mich an meine Kindheit, als ich zwischen Kisten voller Lego gefühlt tagelang nicht mehr aufzufinden war, versunken in einer Welt aus kleinen bunten Steinen.

Was habe ich mich früher über Menschen, die jeden Samstag penibelst ihr Auto putzen, lustig gemacht. Nun verstand ich, was sie dabei eigentlich tun. Sie praktizieren Auto-Wasch-Zen. Ein mentaler Zustand völliger Vertiefung wird heute auch als Flow bezeichnet: das Aufgehen in einer Tätigkeit, die wie von selbst abläuft. Es gibt buddhistische Mönche, die jeden Tag über Stunden hinweg ein bis zwei Sutras in feinster Schönschrift abschreiben. Wenn sie fertig sind, hängen sie das fertige Werk in eine Kiste mit Hunderten anderen von ihnen angefertigten Abschriften. Es ist immer derselbe Vers.

Es geht also nicht darum, fertig zu werden oder irgendetwas zu erreichen. Es geht darum, in der Tätigkeit zu sein.

Sicher freue ich mich nach dem Waschen auch über ein sauberes Auto. Ich habe jedoch gelernt, dass es die Tätigkeit selbst ist, in der ich aufgehen darf. Im Laufen tue ich das schon seit Langem und mittlerweile übertrage ich diese Haltung in viele Bereiche meines Lebens: abwaschen, Auto fahren, Zeit mit der Familie verbringen, aufräumen, kochen, filmen ...

Der Autor des Weltbestsellers „Flow. Das Geheimnis des Glücks" Mihály Csíkszentmihályi bezeichnete diesen Zustand als ein „vollkommenes Aufgehen in der Tätigkeit (Absorbiertsein)." Es wird auch als ein beglückend erlebtes Gefühl eines mentalen Zustandes völliger Vertiefung

(Konzentration) beschrieben. Viele Menschen begeben sich in extreme Situationen, um den Flow zu erleben. Sie klettern steile Berghänge ohne Sicherung hinauf, laufen 150 Kilometer am Stück oder bringen sich in gemeinsame Ekstase. Dabei kannst du Zen oder Flow jeden Tag erleben. Denn es ist nur deine Haltung den Aktivitäten gegenüber, die du verändern musst.

Ob du in einen Flow gelangst, liegt einzig und allein an deiner Bewertung der Momente, die dein Leben ausmachen.

Momente sind alles, was wir haben. Daher wäre es doch eigentlich schön, möglichst viele davon als wertvoll bewerten zu können.

Das klingt vielleicht ziemlich schwierig und kompliziert. Ist es aber überhaupt nicht. Daher möchte ich dir mit einigen Übungen und Impulsen zeigen, wie ich es geschafft habe, den Geist des sportlichen Wettkampfs hinter mir zu lassen und Bewegung gegen pure Freude einzutauschen.

ICH-ZEIT STATT TRAINING

Es gab zwei Geräte, die meine Haltung zum Laufen grundlegend verändert haben. Das eine habe ich verschenkt, zu dem anderen eine große Leidenschaft entwickelt. Verschenkt habe ich meine Pulsuhr, mit der ich meine Strecken aufgezeichnet hatte und die mich unterwegs permanent informiert hatte, wie viel, wie schnell und in welcher Verfassung ich gelaufen bin. Der Verzicht auf sämtliches Tracking (Überprüfung der Köper- und Streckendaten) hat mir eine Tür geöffnet, bei mir und im Jetzt zu sein. Denn ich konnte mir tausendmal sagen, dass die Zahlen auf der Uhr egal sind. Ich habe doch immer wieder hingeschaut. So bin ich doch immer wieder unter der unbewussten Prämisse gelaufen, etwas erreichen zu wollen.

Seitdem ich meinen YouTube-Kanal betreibe, habe ich die Liebe zum Filmen und Fotografieren entdeckt. Statt schnellen Selfies, die nur dazu dienen,

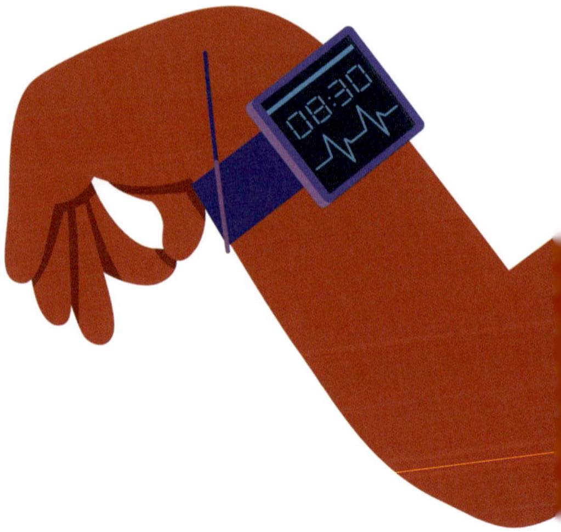

die Anerkennung fremder Menschen zu erhaschen, entdeckte ich eine ganz neue Wahrnehmung für die kleinen Dinge auf dem Weg. Stehen zu bleiben, um versteckte Schönheiten wie einen kleinen Käfer oder einen inspirierenden Baum abzulichten, hat mich vollkommen von der Idee weggebracht, möglichst schnell meine Laufrunde absolvieren zu müssen.

Seitdem trainiere ich nicht mehr. Ich verbringe einfach Zeit mit mir und der Natur. Ich begegne dieser Zeit jedes Mal mit Anfängergeist. Auch oder vor allem, wenn ich auf meiner Hausstrecke unterwegs bin. Denn die kenne ich zwar in- und auswendig, aber dennoch laufe ich sie immer so, als würde ich sie zum ersten Mal laufen. So wie die Zen-Mönche jeder neuen Abschrift eines Sutras immer wieder als Anfänger begegnen. Ich nehme mir nichts vor und schaue einfach, was passiert und wonach ich mich fühle. Manchmal ist es eher ein Spaziergang mit 500 Meter laufen und manchmal renne ich voller Energie. Die Kamera benötige ich längst nicht mehr, um mir für die schönen Dinge auf dem Weg Zeit zu nehmen.

Dabei ist vollkommen egal, ob ich 20 Minuten oder mehrere Tage unterwegs bin. Früher dachte ich, wenn ich nur 20 Minuten Zeit habe, muss ich besonders effektiv und schnell trainieren. Heute weiß ich, dass ich in dieser Zeit keineswegs mehr erreicht habe, weil ich mich abgehetzt habe. Das Gegenteil ist der Fall: Ich habe in der Regel weniger bekommen. Weniger wertvolle Zeit. Heute laufe ich nie mehr, als würde mich irgendetwas oder irgendwer jagen.

Ich habe gemessene Zeit gegen erlebte Zeit eingetauscht.

Ich erlebe jeden Lauf wie ein kleines Abenteuer, selbst wenn es nur 1.000 Meter sind. Das Laufen in Sandalen gibt mir dabei eine gewisse abenteuerliche Rohheit, selbst wenn ich durch Städte laufe. Für längere Touren nehme ich mir gerne einen oder auch mehrere Tage Zeit und laufe vielleicht nur 20, 30 oder auch nur 10 Kilometer pro Tag. Weil es mir nicht mehr darum geht, Kilometer runterzureißen, sondern eine schöne, erlebnisreiche Zeit zu haben.

Ich habe dann meist sogar einen Gaskocher und Kaffeepulver im Laufrucksack dabei, um mir auf dem Weg die Zeit zu nehmen, einen frischen Kaffee zuzubereiten. Keine Thermosflasche mit fertigem Kaffee. Das ist wichtig, denn was zählt, ist der Moment. Nicht das schnelle Fertigwerden.

Mir die Zeit zu nehmen, unterwegs einen frischen Kaffee zuzubereiten, lässt den Moment hochleben.

Stehen bleiben

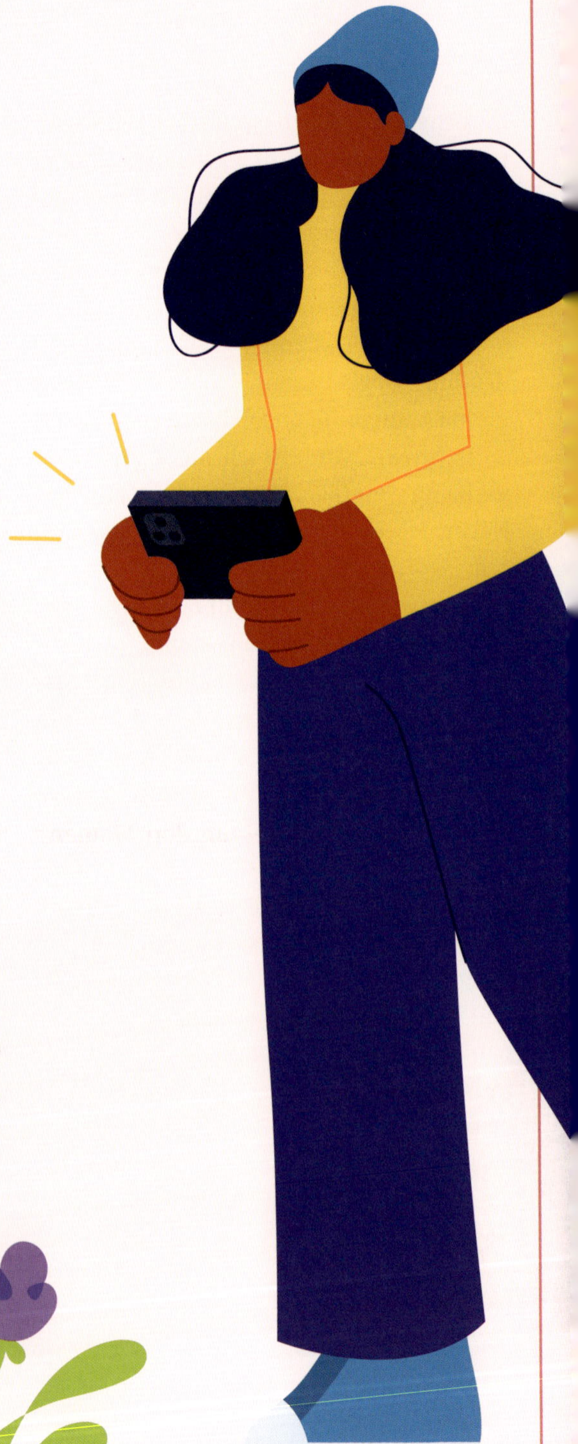

1. Bleibe bei deinen nächsten Läufen oder Spaziergängen für mindestens 5 Minuten an einem Ort stehen, den du als besonders wahrnimmst. Falls du dich noch nicht von deiner Pulsuhr lösen konntest: Lasse die Aufzeichnung einfach weiterlaufen, denn das Anhalten gehört ab jetzt zu deiner Freilauf-Zeit dazu.

2. Bleibe bei deinen nächsten Läufen oder Spaziergängen für mindestens 5 Minuten an einem Ort stehen, den du als nicht besonders, vielleicht auch als unschön wahrnimmst. Schau dich genau um, was es dort Schönes zu entdecken gibt.

Hidden Beautys

Mache bei deinen nächsten Läufen oder Spaziergängen jeweils drei Fotos mit dem Handy oder einer anderen Kamera von einem Motiv, für das du deinen Weg verlassen musst.

Ich nehme alles um mich herum auf. Die Gerüche, die Kühle zwischen meinen Zehen, die Geräusche, meinen Atem, die Monotonie meiner Schritte.

Oft habe ich Menschen sagen hören: „Wenn Laufen so viel Spaß macht, warum lächeln die dann nicht? Ich habe noch keinen Jogger lächeln gesehen." Wenn du mir heute entgegenkommst, wenn ich laufe, werde ich wohl auch nicht breit grinsend an dir vorbei laufen, obwohl ich tiefe Freude empfinde. Dauerhaft lächeln wäre für mich eine Rolle, die ich als viel zu anstrengend empfinden würde. Du wirst wahrscheinlich eher einen in sich gekehrten Emanuel treffen, der ganz bei sich ist und im Moment. Einen Emanuel, der innerlich lächelt. Es gibt Momente, in denen einfach alles stimmt und ich kurz meine Augen schließe, um den Moment voll aufzunehmen.

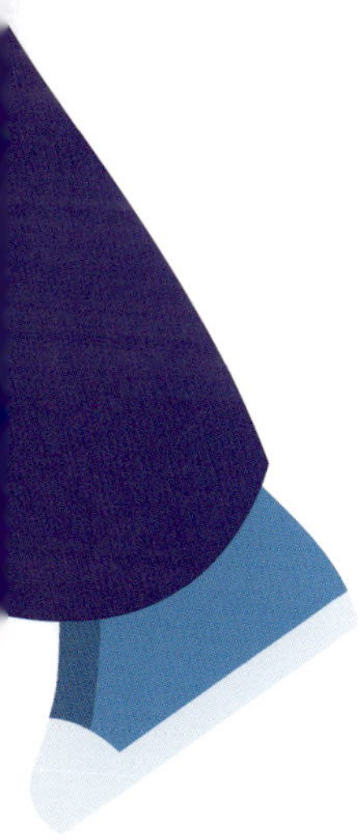

20 METER IST AUCH LAUFEN

Ich weiß nicht genau, warum wir erst dann das Gefühl haben, gelaufen zu sein, wenn wir eine gewisse Zeit oder Strecke absolviert haben. Vielleicht liegt es daran, dass wir für das befriedigende Gefühl, Sport gemacht zu haben, richtig ins Schwitzen gekommen sein müssen. Da ist er wieder, der eingebrannte Glaubenssatz: Erst die Arbeit, dann das Vergnügen.

Laufen fängt nicht erst nach 3 Kilometern an.

Da wir ja aber von nun an keinen Sport mehr machen, ist es vollkommen egal, wie weit du läufst. Laufen fängt nicht erst nach drei Kilometern an und auch nicht erst nach 20 Minuten. Und es ist vollkommen egal, wie langsam du läufst. Besonders für alle, die gerade anfangen oder wiedereinsteigen, kann diese Erkenntnis sehr entlastend und gesundheitsförderlich sein. Selbst wenn du am Tag „nur" 200 Meter läufst. Und wenn du das jeden Tag zwischendurch, ohne den ganzen Aufwand mit Laufklamotten etc. machst, bist du am Ende einer Woche satte 1.400 Meter gelaufen.

Siebenmal 200 Meter sind insgesamt auch 1.400 Meter.

Aufhören, wenn es am schönsten ist

Aufhören, wenn es am schönsten ist – das klingt widersprüchlich. Wenn ich jetzt so weit bin, dass Laufen schön ist, wieso soll ich dann gleich wieder aufhören?

Es ist eine Übung, die Vertrauen zu deinem Körper schafft. Nach wie vor herrscht die Vorstellung, man müsse seine Grenzen austesten und am besten noch überschreiten. Das führt aber zu einer kriegerischen Begegnung mit dem Körper und schafft vielleicht Selbstbewusstsein – aber kein Selbstwertgefühl. Aufhören, wenn es am schönsten ist, ist das Gegenteil des Kampfs, über die eigenen Limits hinaus zu laufen. Dennoch ist es schwer.

Die Übung ist deshalb so stark, weil sie unserer Intuition zuwiderläuft, Freude in vollen Zügen auszukosten. Wenn du dich dazu zwingst, im schönsten Moment aufzuhören zu laufen, wirst du deinen Körper auf eine neue achtsame Art und Weise kennen und einschätzen lernen. Du wirst dir deiner Grenzen auch bewusst, nur ohne Leid. Besonders am Anfang ist dies relevant.

Das Beste aber an dieser Übung ist der bleibende Laufhunger. Wenn du dich jeden Abend mit deinem Lieblingsdessert dermaßen vollstopfst, dass du keinen Bissen mehr hinunterbekommst, sind die letzten Löffel nicht mehr mit Lust verbunden. Du wirst dich wahrscheinlich nach spätestens drei solcher Abende auch nicht mehr auf den Nachtisch freuen. Und wenn es dann so weitergeht, musst du dich bald schon dazu überwinden, diese eigentlich köstliche Speise zu essen. Du hast dich daran satt gegessen. Wenn du dich aber nicht jedes Mal komplett mästest und immer nur eine gefühlt zu kleine Portion verspeist, wirst du dich bestimmt noch lange auf den nächsten Abend freuen. Kleine Variationen im Geschmack verstärken den Effekt. Behältst du dir deinen Laufhunger, weil du dich nicht überfutterst und das schöne Gefühl in deiner Erinnerung bleibt, so musst du dich vermutlich nie mehr zum Laufen motivieren. Das beste Gewürz der Welt ist nun mal der Hunger.

Aufzuhören, wenn es am schönsten ist, schützt dich auch sehr gut vor Verletzungen. Die meisten Sportlerinnen und Sportler meinen, ans Limit oder darüber hinausgehen zu müssen, um sich zu spüren und einen Trainingseffekt zu erzielen. Wenn du in die Nähe deiner Limits gehst, steigt das Verletzungsrisiko erfahrungsgemäß exponentiell an. Höre einfach auf, wenn es sich gerade am schönsten anfühlt. Das ist die Übung.

Das ist doch der Hammer! Und das Schönste daran: Dein Körper wird sich daran gewöhnen, ganz ohne dass du ihn an die Belastungsgrenzen treiben müsstest. So verhinderst du durch deinen Genuss und deine Geduld Verletzungen, die fast alle ereilen, weil sie sich übernehmen.

Ich kann dir als Coach zwar nicht versprechen, dass du dich nie wieder verletzt. Du aber darfst dir dieses Versprechen sehr gerne selbst geben. Verletzungen gehören nicht zum Laufen dazu. Auch wenn man in der Laufszene anderes hört. Als würde man als Läuferin oder Läufer mit einem gewissen Wochenpensum am Roulettetisch der Laufverletzungen sitzen und es einen irgendwann zwangsläufig erwischen.

> Die Lust am Laufen kann man auf zwei Arten steigern: durch Leistungssteigerung, also höher, schneller, weiter, oder durch die Fähigkeit, Genuss zu erleben.
>
> Im ersten Fall erlebt man die Luststeigerung erst auf dem Sofa, nach erledigter Tätigkeit.
>
> Im zweiten Fall erlebt man sie idealerweise, sobald man die Haustür hinter sich zugemacht hat, um loszulaufen.

BARFUSS DEIN POTENZIAL ERLEBEN

Die Schnecke (s. S. 104) hält sich dauerhaft in der unteren Komfortzone auf. Für sie dürfte es manchmal auch ein bisschen Abenteuer geben. Das Barfußlaufen oder sogar Barfußsprinten kann daher für sie eine spannende Erfahrung liefern. Barfußgehen und Barfußlaufen ist an sich schon das Abenteuer. Für manche fängt dies schon im Garten an, für andere in den Alpen.

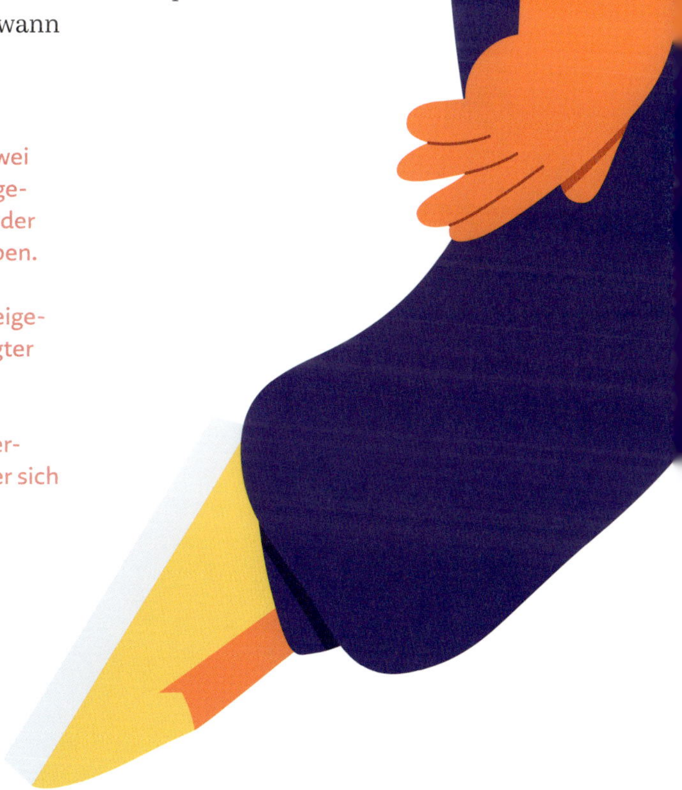

Ich halte es so, dass ich immer wieder Barfußabschnitte in meine Touren einbaue. Einfach da, wo es sich stimmig anfühlt. Das kann Asphalt sein, aber auch ein wurzeliger Trampelpfad (neudeutsch: „Single-Trail"). Ich habe dann immer ein kleines Notfallset aus Pinzette, Pflaster und Desinfektionsmittel dabei. Wobei ich in elf Jahren noch keine nennenswerten Blessuren davongetragen habe. Auf Wegen barfuß zu laufen, von denen man denkt, dass es unmöglich ist, ist immer wieder eine fantastische Erfahrung.

Ein Notfallset habe ich immer dabei, aber ernsthaft verletzt habe ich mich beim Barfußlaufen noch nie.

Als Start ins Barfußleben baue kleine Barfußabschnitte in deine Spaziergänge und Läufe ein. Zunächst auf Untergründen, die dir machbar erscheinen. Mit etwas Routine auch gerne Untergründe, von denen du dich überraschen lässt, wie gut es auch darauf geht.

Wenn du dir unsicher bist, ob das für dich infrage kommt, frage am besten deinen Arzt. Und du kannst ein Seminar zum Barfußlaufen in einem gesicherten Rahmen bei einem unserer ausgebildeten Coaches besuchen.

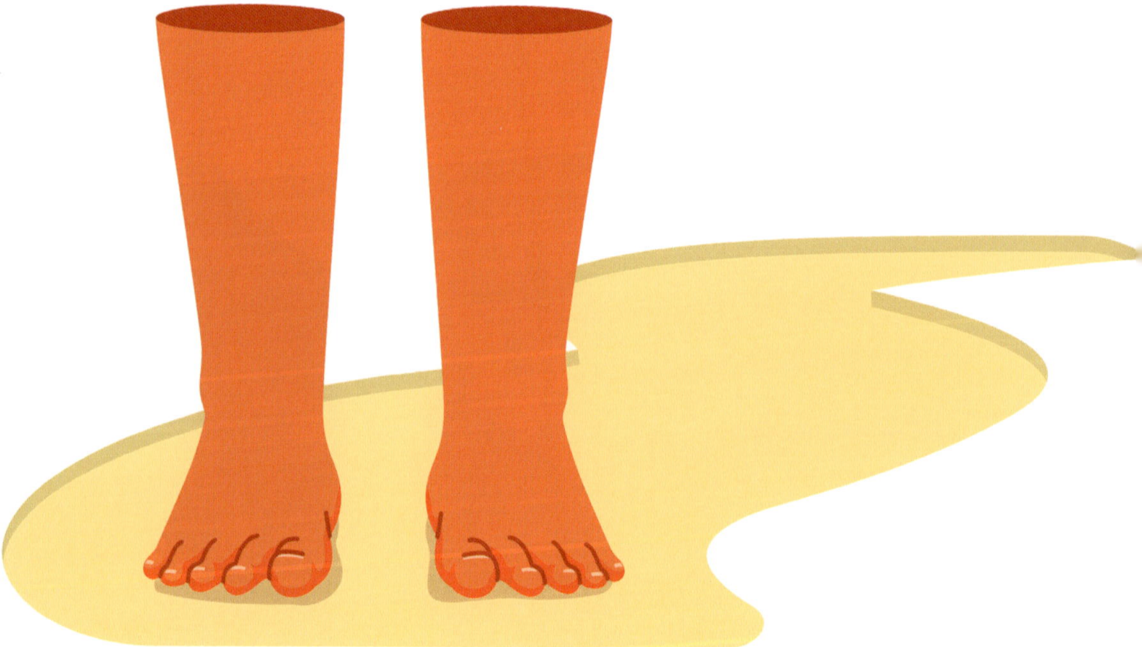

100-Meter-Barfußsprint

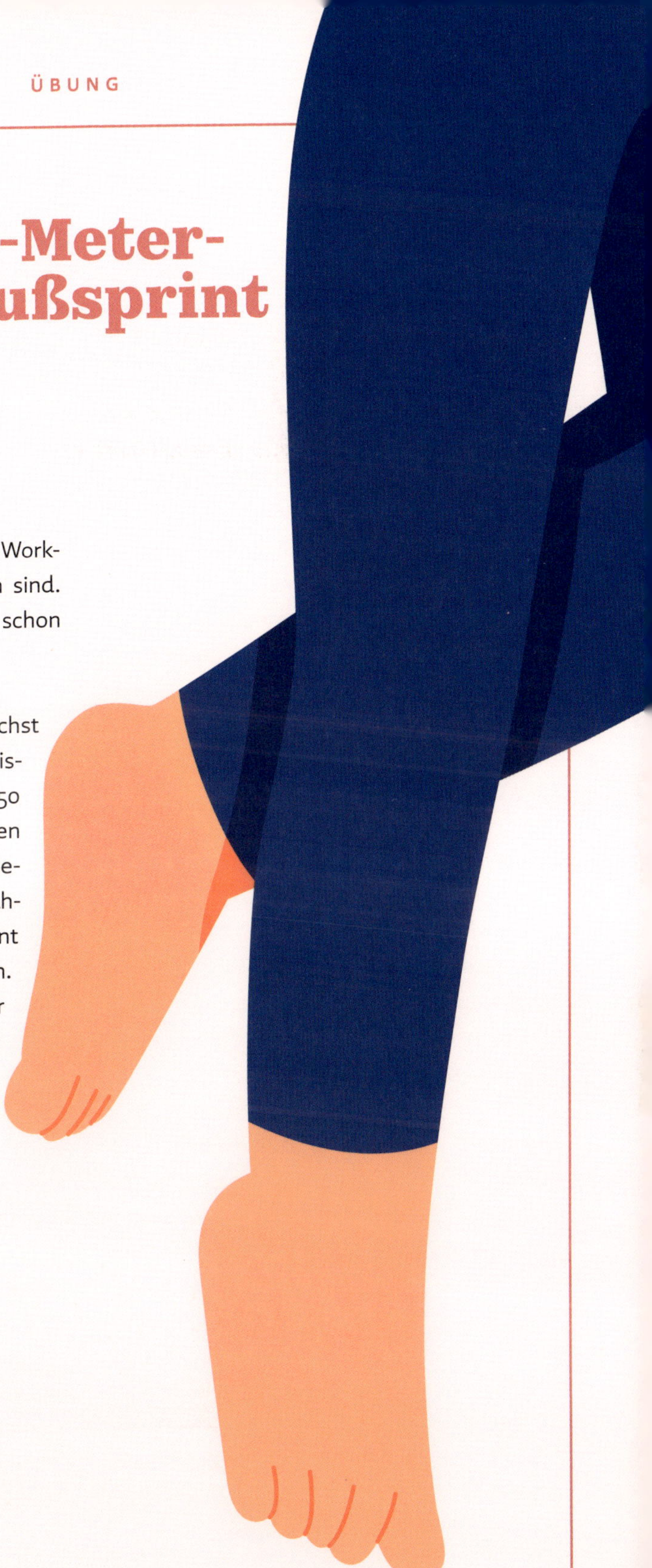

Diese Übung machen wir in unseren Workshops am Ende, wenn die Füße warm sind. Du solltest also vor dem Barfußsprint schon warmgelaufen sein.

Setze auf einem Abschnitt mit möglichst wenigen Steinen oder anderen Hindernissen barfuß zum Sprint an. Sprinte ca. 50 bis 100 Meter. Auf deinem individuellen Ampelsystem, bei dem Hellgrün kaum Belastung bedeutet und Dunkelrot eine Nahtoderfahrung, darfst du für diesen Sprint in deinen dunkelgelben Bereich gehen. Vielleicht sagst auch du – wie viele vor dir – nach dem ersten Mal: „Ich hätte nicht gedacht, dass das barfuß geht!“

LASS DEINE ANTREIBER IN FRIEDEN

Einen Trainerkollegen hörte ich in einem Vortrag einmal sagen: „Wenn ihr vor allen anderen aufsteht, um laufen zu gehen, und dann nach Hause kommt, habt ihr bereits den ersten Sieg des Tages errungen." Mich schauderte es bei dieser Aussage etwas. „Das Leben als eine Abfolge von Siegen, die es zu erringen gilt?", dachte ich mir. „Das klingt für mich nicht nach Freude und Zufriedenheit."

Ich denke, viele von uns sind in diesem Mindset aufgewachsen. Zahlreiche gängige Sprichwörter spiegeln das wider. „Das Leben ist kein Zuckerschlecken", „du musst dich gegen andere durchsetzen", „nur die Harten kommen in den Garten". Wir stehen in einem ständigen Kampf gegen uns und gegen andere. Wir vergleichen uns mit anderen oder träumen von einer „besseren" Version von uns. Auch wenn es mir nicht immer gelingt, mich entsprechend zu verhalten, habe ich aus dem befreiten Laufen gelernt, dass das Laufen kein Kampf sein muss – und auch das Leben keiner sein muss. Vielmehr betrachte ich beides als ein kindliches Spiel. Ein Spiel, in dem man nur gewinnen kann, weil es nichts zu verlieren gibt.

Endlich einen Marathon laufen. Noch 5 kg abnehmen. Einen Elefanten streicheln. Diese wahnsinnig tollen Laufshorts, die eigentlich viel zu teuer sind.

Vielleicht hast du auch schon die Erfahrung gemacht, dass das Glück beim Erreichen dieser Ziele nur von sehr kurzer Dauer ist? Kaum hinter der Ziellinie angekommen, geht die Planung für das nächste Ziel schon wieder los. Der nächste Kick wartet. Vermutlich wird dieses Gefühl des Mangels nie ganz verschwinden.

Bucket-Listen, der Traum vom Marathon oder der nie zu erreichende Traumkörper produzieren ständige Mangelgefühle.

Ich setze mir hin und wieder allgemein Ziele und auch Laufziele. Einfach um einen Plan zu haben und ins Tun zu kommen. Ein Teilnehmer unserer Seminare hat einmal gesagt: „Depression ist die Abwesenheit von Plänen." Auch wenn das nicht der medizinischen Definition entspricht, ist da etwas Wahres dran. Einen Plan zu haben heißt aber nicht, dass ich gesteckte Ziele erreichen muss, um Freude zu empfinden. Für mich ist sehr wichtig geworden, dass ich die Ziele meiner Pläne anpassen kann, sie nicht einhalten muss, wenn ich, mein Umfeld oder andere darunter leiden. Meine Ziele geben mir Struktur, üben aber keinen Zwang aus.

SCHLUSS MIT ROLLEN, VERGLEICHEN UND IDEALBILDERN

Durch das Bewusstmachen der Rollen, die ich als Läufer vor mir und anderen spiele, und durch ein Laufgefühl, das für mich unendlich viel mehr wert ist als Trainingszeiten, habe ich gelernt, bei mir zu bleiben.

Mit der Umstellung, in Sandalen oder barfuß zu laufen, habe ich mich von der Geisteshaltung des Laufsports befreit. Erst dadurch habe ich gemerkt, wie sehr ich im Leben getrieben war.

Es war ein Prozess, der auf meiner Laufstrecke begann. Ich verließ meine Komfortzonen, hörte auf, wenn es am schönsten war. Reduzierte meine Distanz bewusst auf ein Minimum. Hielt es aus, so langsam zu laufen, wie es nur geht. Sprang barfuß über Stock und Stein. Unterbrach mein Training, um Blumen zu pflücken oder Kaffee zu kochen. Ich verkaufte meine Pulsuhr. Ich begann anzunehmen, was ist und wie es für mich gut ist.

Nach und nach gelang es mir, Sätze loszulassen, die ich mir immer wieder selbst gesagt hatte, wie „Was denken die Leute?“, „Das ist doch kein Sport!“, „Laufe ich so richtig?“, „Ich sehe bestimmt albern aus“, „Ich muss lächeln, weil mir laufen so viel Spaß macht“ oder „Ich muss die Zähne zusammenbeißen, um etwas zu erreichen“.

Ich begann, einfach nur noch die Zeit und die Bewegung zu genießen. Ich habe meinen inneren Wert als Mensch und als Emanuel kennenlernen dürfen, der mich immer weiter weg von Idealbildern, gespielten Rollen, Kontrollsucht, Vergleichen und von der ewigen Suche nach Anerkennung gebracht hat – hin zu mir selbst.

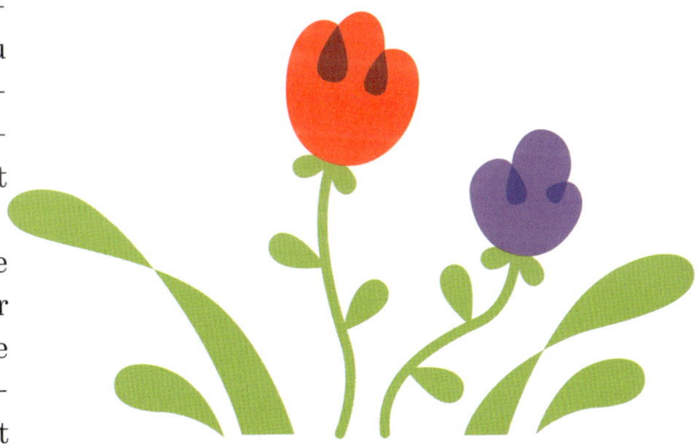

Tschüss, Tracking!

Löse dich für 30 Tage vom Tracking im Alltag. Bei allen Aktivitäten und besonders beim Laufen. Führe ein kleines Tagebuch, was sich dadurch für dich verändert.

Laaangsamkeit

Laufe über eine Zeit von 14 Tagen bei jedem deiner Läufe so langsam, wie du kannst. Beobachte, was du dir selbst dabei erzählst. Ertrage mögliche mentale Widerstände. Es ist eine unglaubliche Befreiung, langsam sein zu dürfen. Sich die Langsamkeit zu gönnen. Das gilt im Übrigen auch beim Gehen und Wandern. Schreib auf, was das mit dir macht.

ÜBUNG

Völlig von der Rolle

Schreibe alle Rollen auf, die du in deinem Leben einnimmst, und werde dir dadurch deiner Rollen bewusst. Beim nächsten Lauf gleiche dein Laufgefühl mit den fünf Lauftypen ab (s. S. 93). Findest du dich in einer oder mehreren wieder? Wenn du sie gefunden hast, übertreibe deine Rolle wie in einem schlechten Theater. Dann lege sie ab, wie ein Schauspieler, der zurück in die Garderobe kommt und nur noch sein authentisches „Ich" ist. Du kannst auch einmal in normaler Straßenkleidung laufen, zum Beispiel in Jeans. Für kürzere Läufe kannst du Schuhe tragen, die für das Laufen offiziell ungeeignet sind. In jedem Fall spiele mit deiner Rolle und durchbrich sie, so oft und so lustvoll wie möglich. Dann wirst du dich und das Laufen nicht mehr so ernst nehmen. Das macht frei.

ZU VIEL DES GUTEN

Als ich vor elf Jahren eine Lösung für mein Läuferknie suchte, hätte ich nie gedacht, dass ich einmal ein Buch über Körperintuition und Selbstfindung schreiben würde. Auch als ich anfing, als Trainer zu arbeiten, war die Umstellung auf den Barfuß-Gedanken, gepaart mit entsprechendem Fuß- und Lauftraining, eine rein funktional gedachte Dienstleistung. Über die Jahre und in den vielen langen Gesprächen mit den Menschen, die an unseren Seminaren und Coachings teilgenommen haben, haben mein Team und ich jedoch gemerkt, dass hinter all den Beschwerden und Verletzungen, denen wir begegnet sind, oft viel mehr steckt als der falsche Schuh oder der falsche Laufstil.

Das Grundproblem unserer Kultur ist: Wir bekommen ständig das Gefühl vermittelt, dass wir eigentlich anders sein müssten.

Schöner, leistungsfähiger, schneller, fitter, sportlicher, schicker, modischer, stärker, schwächer, natürlicher, entspannter, fröhlicher und vieles mehr. So kommt es, dass wir – wie Pater Anselm Grün es einmal formulierte – „gelebt werden“ und unser Leben nicht mehr selbst führen. Unser Leben dient nur noch dem Erreichen von äußeren und verinnerlichten Idealbildern.

GELASSENHEIT IM LAUFEN UND IM LEBEN

Meine Schülerinnen und Schüler kamen immer zu mir, um von mir zu lernen. Doch auch ich habe viel von ihnen gelernt. Von ihrem Umgang mit sich, ihren Fragen, den Lösungen, die sie fanden, und von ihren Entwicklungen. Dank ihrer habe ich für mich selbst einen wertvollen und wertschätzenden Weg gefunden, der zu einer äußeren und inneren Gelassenheit im Laufen geführt hat, die sich auf mein Leben übertragen hat. Durch das befreite Laufen habe ich einen Weg zu mir gefunden, weg von der Abhängigkeit von äußerer Anerkennung.

Seit vielen Jahren habe ich nun schon keine nennenswerten Verletzungen mehr erlitten. Meinen Füßen und meinem Körper begegne ich mit Annehmen, Geduld, Freude und Respekt. Nichts und niemand verfolgt mich mehr. Keine Uhr, kein Trainingsplan, kein Ziel.

Vielleicht habe ich bei dir die Lust geweckt, mal die Schuhe auszuziehen, dich deinen Fußbeschwerden mit Wohlwollen zu widmen oder das Laufen auf eine entspannte Weise neu zu entdecken? Ich wünsche dir eine gute Zeit und viele schöne Momente, die da nun auf dich warten. Buen Camino!

Dein Emanuel

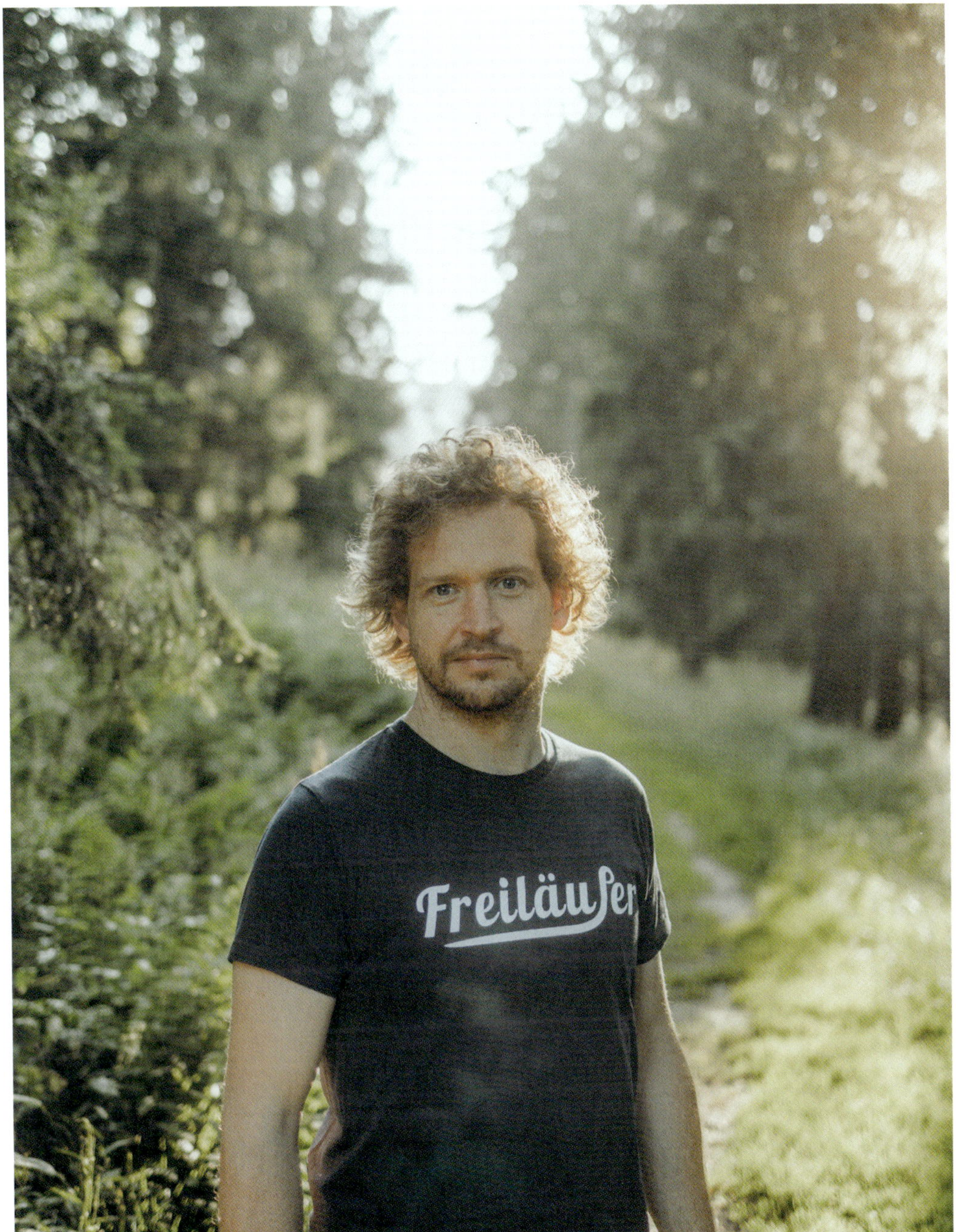
Freiläufer

Wieder gehen lernen

DER FALL LENA

Ich möchte dieses Buch mit der Geschichte von Lena beenden. Lena zitterte vor Aufregung, als sie am Tresen in unserem Studio in Düsseldorf Platz nahm. Sie erzählte mir, dass sie immer schon sehr sportlich war und sich gerne bewegte. Zwei Jahre vor unserem Termin fuhr sie mit dem Rad zur Uni, als plötzlich ihr Fuß anfing zu schmerzen. Die Schmerzen wurden in den folgenden Wochen so stark, dass sie nicht mehr ohne Krücken gehen konnte und später sogar auf einen Rollstuhl angewiesen war. Es folgte eine Odyssee durch Kliniken und Praxen. Kein Arzt, kein Therapeut, kein Ernährungsberater konnte eine Ursache finden. Alle Therapieansätze blieben ohne Erfolg. Sie begann sich zu schämen, weil ihre Schmerzen für sie leidvoll real waren, aber kein Grund dafür gefunden werden konnte.

Ich erinnere mich noch genau, wie sie mir erzählte, dass sie wochenlang auf ihrer Couch lag und sich gegen Mittag überlegte, ob sie es wagen könnte, in die Küche oder auf die Toilette zu gehen. Sie wusste, dass dieser kurze Ausflug sie tagelange unerträgliche Schmerzen kosten könnte. Meistens blieb sie also liegen, berichtete sie, und wartete lieber auf ihren Freund, der sie dann durch die Wohnung trug. Auf ihrer Suche im Internet stieß sie auf Videos von mir mit Fußübungen – und beschloss daraufhin, einen Marathon zu laufen. Und zwar dann, wenn sie dazu in der Lage sein würde. Sie setzte sich also ein für sie unerreichbar scheinendes Ziel und begann noch am selben Tag mit ihrem Training. Sie zeigt mir ihre erste Übung. Nach 10 Sekunden Stille fragte ich: „Hast du schon etwas gemacht?" Lena antwortete forsch: „Ja, klar! Ich habe mir vorgestellt, wie ich meinen großen Zeh allein nach oben

Mit Geduld und Respekt wieder Zugang zum eigenen Körper bekommen.

FALLGESCHICHTE

hebe. Das war meine allererste Trainingseinheit für den Marathon.“ Sie fuhr fort und demonstrierte mir ihre weiteren Trainingsfortschritte.

Nach einigen Wochen konnte sie wieder stehen. Sie machte weiter mit Gangübungen, die so aussahen, dass sie einfach nur einen Fuß vor den Körper setzte und ihn dann zurückstellte. Mehr nicht. Das machte sie drei Mal am Tag, über Wochen hinweg, bis sie sich sicher war, dass sie es schmerzfrei konnte.

Lenas Geduld beeindruckte mich so nachhaltig, dass ich nach diesem Coaching all meine Vorstellungen von Distanzen, Zeiten, Ehrgeiz und Zielen über den Haufen warf. Lena kam zu mir, weil sie es nach einem Jahr „intensivem“ Training schaffte, kleinere Spaziergänge zu machen und kurz zuvor sogar 100 Meter gelaufen war. Nun wollte sie von mir wissen, ob sie so weiter laufen könne. Als ich ihr nach der Laufbandanalyse mitteilte, dass ich in meiner bisherigen Trainerkarriere noch niemanden gesehen hatte, der beim Laufen so leicht, ungespielt und bei sich war, liefen ihr die Tränen über ihr strahlendes Gesicht. Lena hatte durch ihre enorme Geduld und das Respektieren ihrer Grenzen einen Zugang und Vertrauen zu ihrem Körper gefunden, die ihresgleichen suchen. Sie ist nie einen offiziellen Marathon gelaufen, aber sie läuft bis heute frei und unbeschwert, so wie es für sie passt.

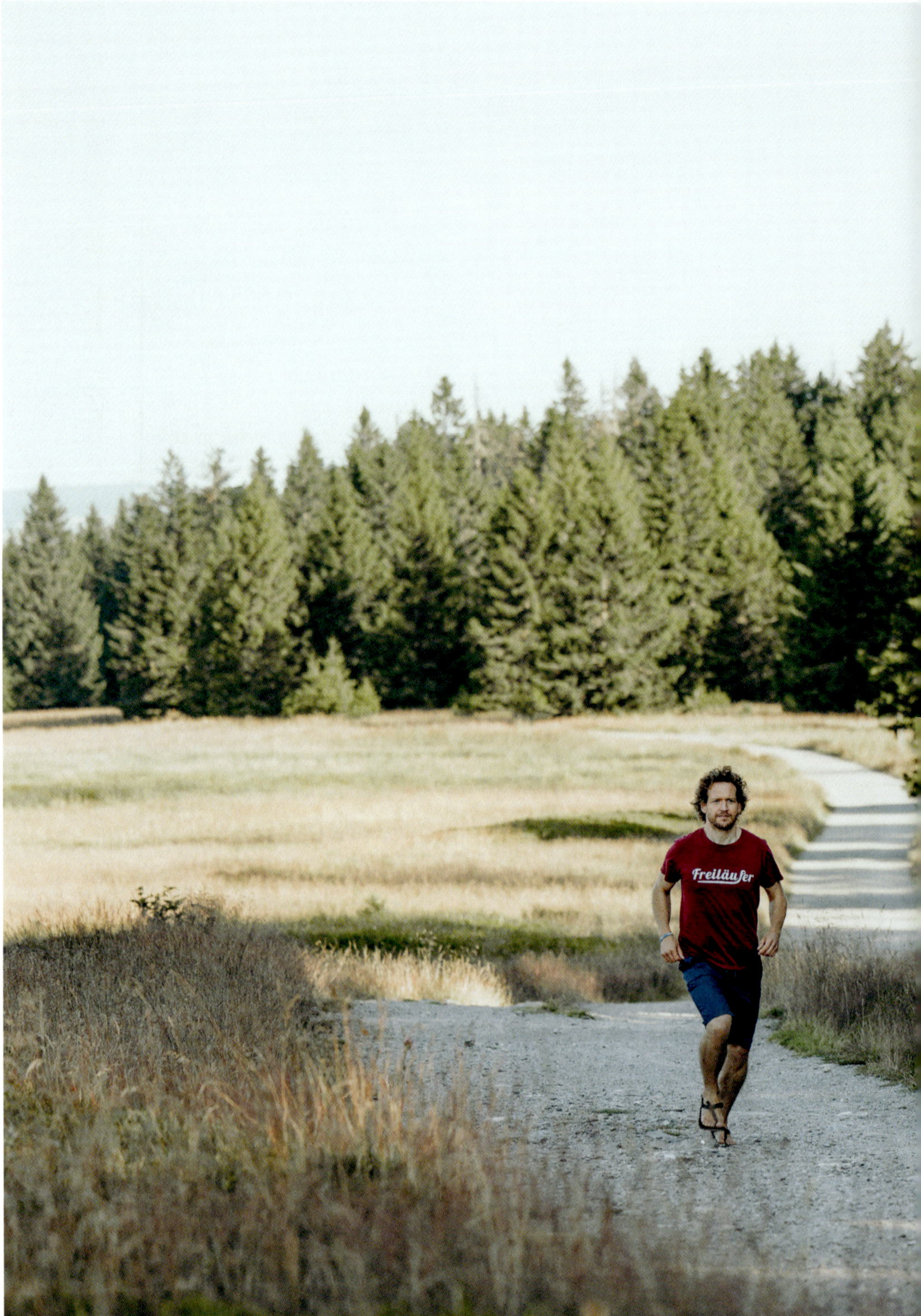
Freiläufer

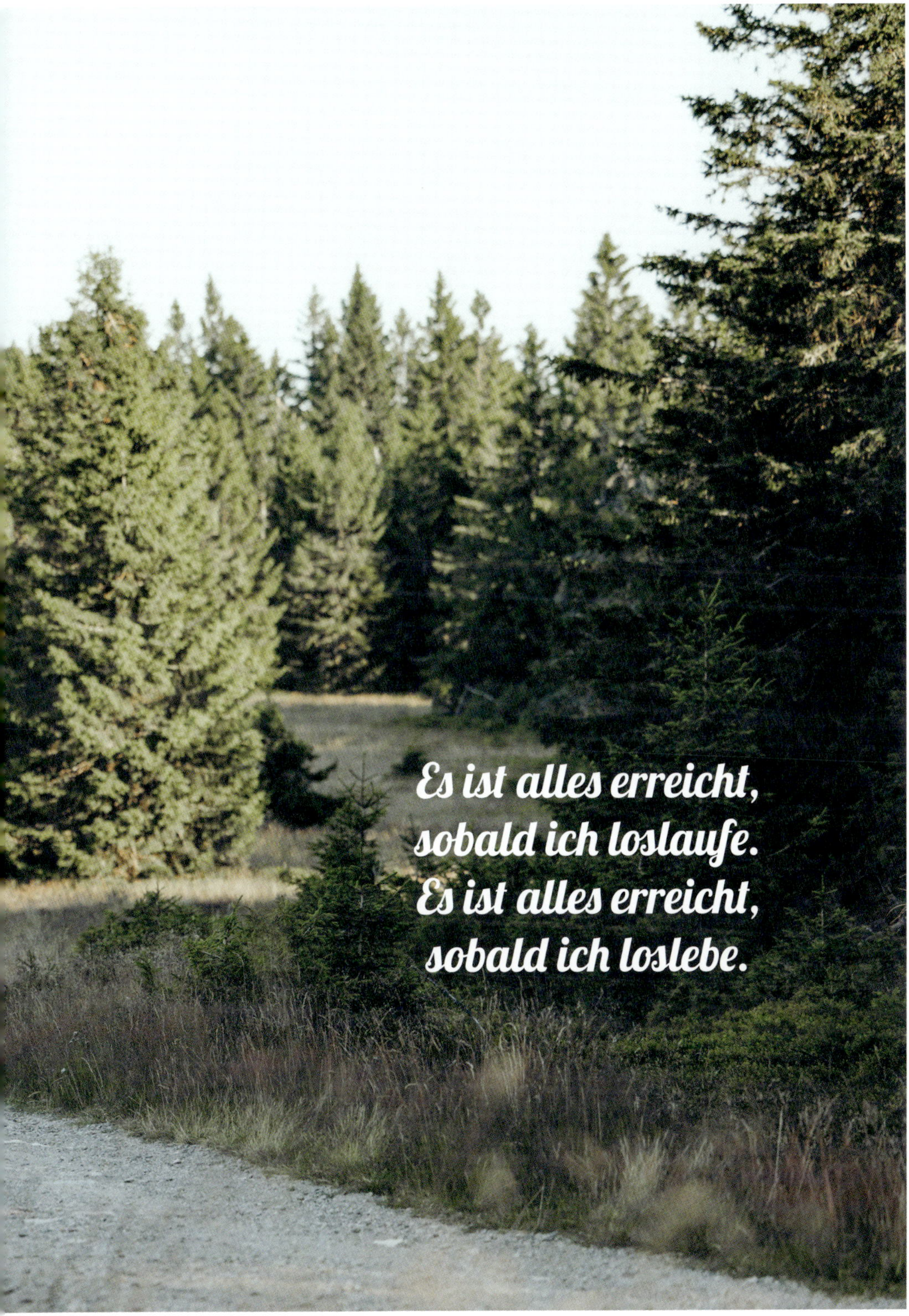
Es ist alles erreicht,
sobald ich loslaufe.
Es ist alles erreicht,
sobald ich loslebe.

Alle Übungen auf einen Blick

Alle Fallgeschichten im Überblick

Quellen:

(1) F. Sichting, N.B. Holowka, O.B. Hansen, D.E. Lieberman (2020). Effect of the upward curvature of toe springs on walking biomechanics in humans. Sci Rep. 2020 Sep 17;10(1):14643. DOI: 10.1038/s41598-020-71247-9.

(2) M.D. Sockol, D.A. Raichlen, H. Pontzer (2007). Chimpanzee locomotor energetics and the origin of human bipedalism. PNAS July 24, 2007 104 (30) 12265 -12269. DOI: 10.1073/pnas.07032671.

(3) A. Zorn (2007). The Swing Walkers of Zambia. Structural Integration. https://www.researchgate.net/publication/240640238_The_Swing_Walkers_of_Zambia

(4) J. Nilsson, A. Thorstensson (1989). Ground reaction forces at different speeds of human walking and running. Acta Physiol Scand. 1989 Jun;136(2): 217–27. DOI: 10.1111/j.1748-1716.1989.tb08655.x.

(5) R. McN. Alexander (1991): Energy-Saving Mechanisms In Walking And Running. J Exp Biol, 1991 Oct; 160:55-69. DOI: 10.1242/jeb.160.1.55.

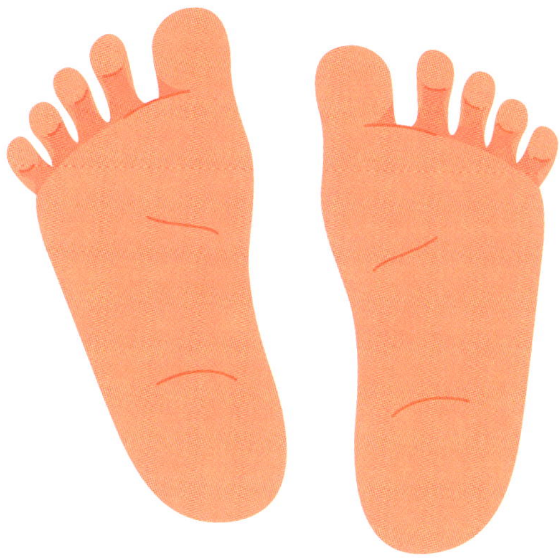

Viel Spaß beim Laufen -
egal ob barfuß oder mit
Schuhen.

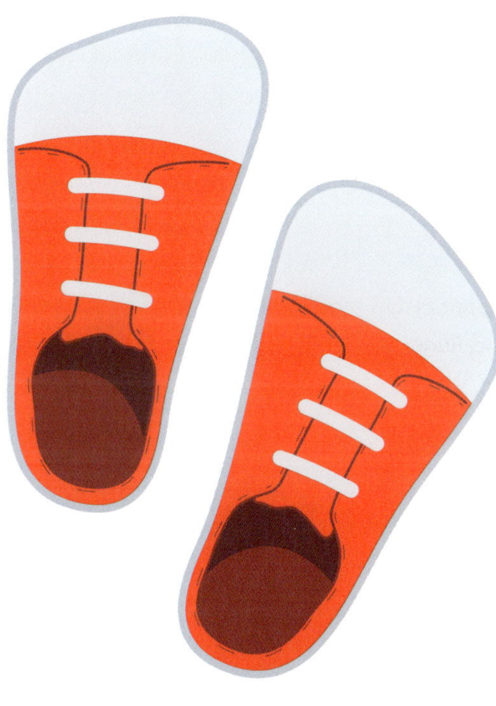

Liebe Leserin, lieber Leser,

hat dir dieses Buch gefallen?
Dann freuen wir uns über deine Weiterempfehlung!
Erzähle deinen Freund:innen davon, deiner Buchhandlung oder bewerte es online.

Willst du weitere Informationen zu unserem Programm?
Möchtest du mit dem Autor in Kontakt treten?
Wir freuen uns auf Austausch und Anregung unter
leserstimme@styriabooks.at

Inspiration, Geschenkideen und gute Geschichten findest du auf
www.styriabooks.at

ISBN 978-3-7088-0820-8

Covergestaltung: Jefferson & Högerle
Layout und Satz: Anna Haerdtl, Bureau A/O
Illustrationen: Irish Galizdo
Fotos: Michael Corona,
außer Cover unten links: Emanuel Bohlander
Lektorat: Else Rieger
Projektleitung: Ilka Grunenberg
Druck und Bindung: Florjancic
Printed in the EU
7 6 5 4 3 2 1